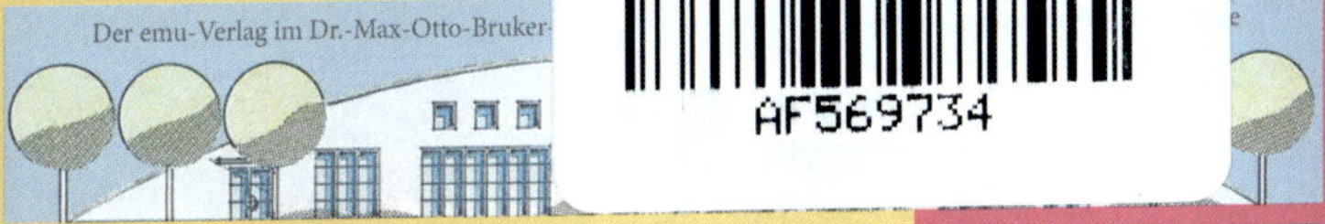

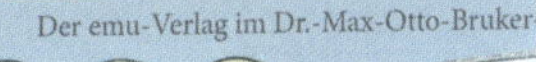

Der emu-Verlag im Dr.-Max-Otto-Bruker-

emu verlag

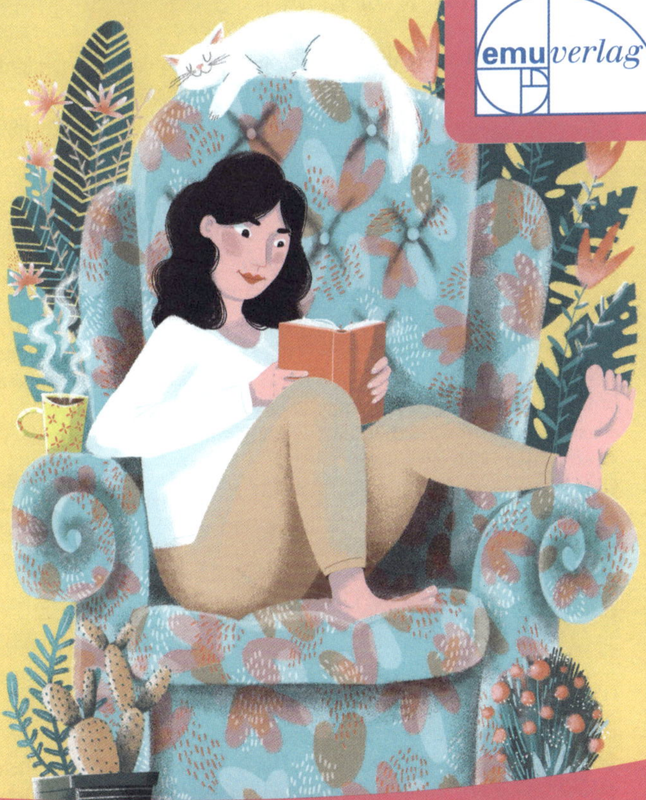

Bücher & mehr zu

ERNÄHRUNG – MEDIZIN – UMWELT

Dr. med. Max Otto Bruker
Unsere Nahrung – unser Schicksal

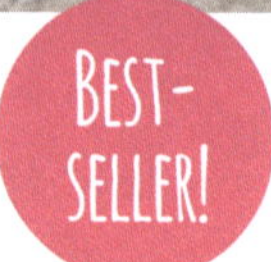

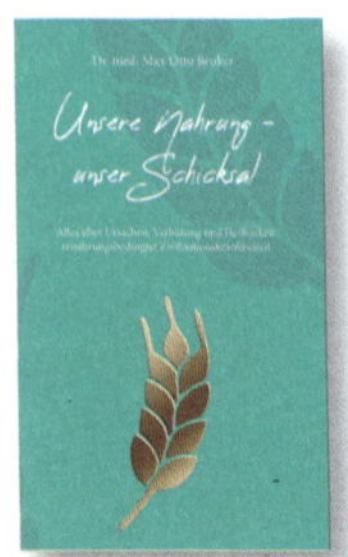

Mit diesem Buch schuf Dr. Bruker ein Standardwerk der modernen Ernährungswissenschaft nach Bircher-Benner und Kollath. Während der größte Teil der Ernährungsliteratur auf chemisch-analytischer Betrachtungsweise aufbaut und theoretisches Wissen vermittelt, schöpft Dr. Bruker als praktizierender Arzt und ehemaliger ärztlicher Leiter von Kliniken und einem überregionalen Zentrum für Ganzheitsmedizin aus seiner umfangreichen jahrzehntelangen Erfahrung am Menschen. Er führt jeden Leser zum Verständnis der wahren Ursachen der ernährungsbedingten Zivilisationskrankheiten. Er hat den Begriff „Vitalstoffreiche Vollwertkost" geprägt. DER Klassiker der Vollwerternährung, ergänzt mit zahlreichen Fotos! Auch als Hörbuch erhältlich!

Gb., 459 S., € 19,80, Best.-Nr. 01018JUB

Dr. med. Max Otto Bruker
Lebensbedingte Krankheiten

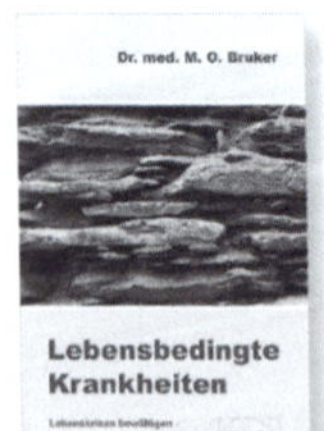

Konflikte und Stress bedrohen heute jeden. Wie Sie trotz aller Belastungen gesund bleiben oder wieder gesund werden können, beschreibt der Autor dieses Buch. Wenn auch Sie angeblich „organisch gesund sind", sich aber krank fühlen, sollten Sie dieses Buch lesen.

Gb., 363 S., € 17,80, Best.-Nr. 01028

Der emu-Verlag im Dr.-Max-Otto-Bruker-Haus, Zentrum für Gesundheit und ganzheitliche Lebensweise

○ Ja, bitte senden Sie mir unverbindlich Informationen über den emu-Verlag und das Dr.-Max-Otto-Bruker-Haus.

○ Ja, bitte senden Sie mir unverbindlich ein kostenloses Leseexemplar des Magazins „Der Gesundheitsberater“.

○ Ich möchte künftig auch per E-Mail über aktuelle Angebote und Neuigkeiten informiert werden.

....

Name, Vorname

....

Straße, Nr.

....

Land/PLZ/Ort

....

E-Mail-Adresse

....

Unterschrift (notwendig für den Newsletter)

Bitte diesen Abschnitt einfach abtrennen und in einem frankierten Umschlag senden an:

emu-Verlags- und Vertriebs-GmbH
Dr.-Max-Otto-Bruker-Straße 3, 56112 Lahnstein
Telefon: 0 26 21 / 91 70 - 10/-12 /-25
e-Mail: bestellung@emu-verlag.de
www.emu-verlag.de

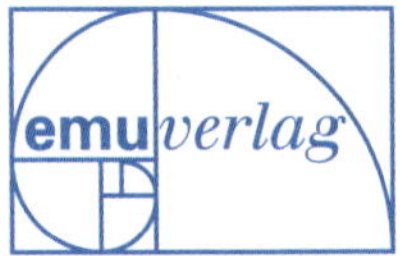

Ilse Gutjahr / Christel Beck
Einfach selbst gemacht

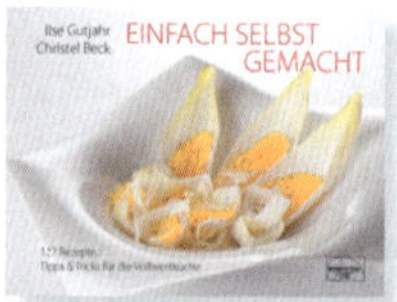

In deutschen Haushalten spielen Tütensuppen, Brühwürfel und Päckchensoßen die Hauptrollen. Von wegen frisch zubereitet und gesund. Viele aber wissen schon gar nicht mehr, wie man einfache Gerichte selber schnell und vollwertig zubereiten kann. Wie kann man Gemüsebrühe selber machen, was gehört in ein Kartoffelgratin und wie kann man ein Eis zum Nachtisch servieren, ohne Dr. Oetker & Co. zu bemühen? Ilse Gutjahr und Christel Beck haben einfache Gerichte und jede Menge Tipps und Tricks für den ungeübten Hobbykoch zusammengestellt. Wer da nicht wieder Spaß bekommt, selbst etwas in der Küche zu machen, dem ist nicht mehr zu helfen!

Flexibel gebunden, 135 S., € 12,80, Best.-Nr. 1121016

Ilse Gutjahr / Erika Richter
Brot backen

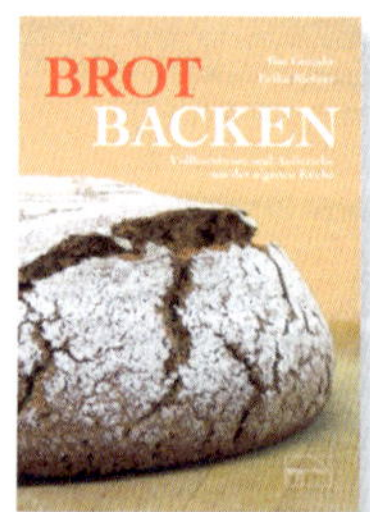

Brot backen macht Spaß! Die Handhabung von Natursauerteig und Hefeteig ist im Grunde kinderleicht. Mit den richtigen Zutaten und bei der richtigen Temperatur kümmert sich der Teig um sich selbst – Sie müssen ihm dann nur noch etwas einheizen! Und wenn Sie am Ende das selbst hergestellte Brot genießen, wissen Sie sogar, was drin ist.

Br., 112 S., € 17,80, Best.-Nr. 1121011

Dr. phil. Mathias Jung
Die Schätze der Kindheit – Wie ich sie heben und mich damit reich machen kann

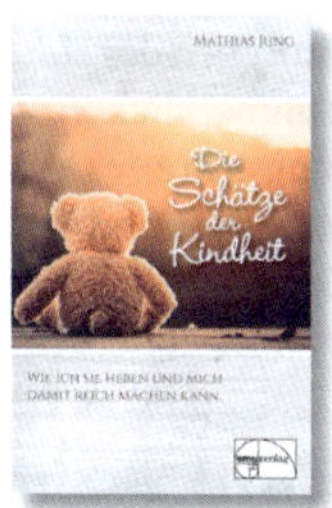

Die Kindheit war unsere erste Heimat. „Es liegt mir am Herzen, in diesem Buch den Blick auf die positiven Lebenseinstellungen, Talente, Fähigkeiten zu richten, die wir den guten Feen, Schutzengeln und Zauberern unserer Kindheit verdanken", so der Autor M. Jung. „Welche Schätze aus dem Füllhorn Ihrer Kindheit und Jugend haben Sie geprägt, liebe Leserin, lieber Leser?"
Gebunden, 180 Seiten, 16,80 €, Best.-Nr. 01508

Dr. phil. Mathias Jung
Das sprachlose Paar

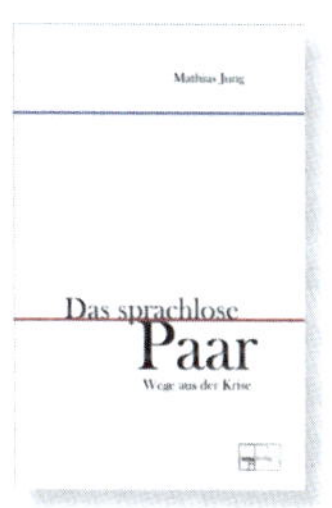

Viele Paare leiden an ihrer Sprachlosigkeit. Sie haben nicht gelernt, ihre Bedürfnisse, Ängste oder Sehnsüchte zu benennen. Aus der konkreten Alltagspraxis paartherapeutischer Beratung analysiert der Autor die „klingelnde Warnanlage" schlechter Sexualität ebenso wie Beziehungsclinch, Kommunikationsstau, typisch männliche und weibliche Beziehungsdefizite sowie Chancen von Therapie und mutigen Experimenten.
Gb., 287 S., € 17,80, Best.-Nr. 01308

Mathias Jung / Ilse Gutjahr-Jung

Die Ketten sprengen

Der Alkoholkranke und seine Co-Abhängige

Loriot rückt in seinem Cartoon-Band »Heile Welt« eine co-abhängige Familie so ins Bild: Die Ehefrau trägt den trinkenden Familienvater auf ihrem linken Arm, die drei Kinder stehen stramm in Reih und Glied rechts von der Mutter.

Mathias Jung
Seele – Sucht – Sehnsucht. Wege zur Klarheit.
5. Auflage 2011

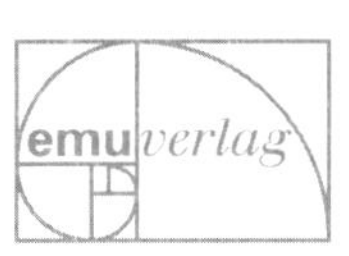

Umschlaggestaltung: Simone Kerschbaum
ISBN 978-3-89189-230-5
1. Auflage 2020

Gesamtherstellung: Kösel, Krugzell

Inhalt

6 Ilse: »Ich war verzweifelt. Unsere Ehe – eine Lebenslüge«

33 Witzig, gescheit, im Mittelpunkt stehend

42 Die Zeitbombe: »Ich sagte nichts«

56 Das Gefängnis

65 Konto überzogen: Geld und Seele

74 Co-Abhängigkeit: Ilse: »Ich musste aus dieser fürsorglichen Rolle ausbrechen«

88 Hilfe durch Nichthilfe: »Ich ging zu AL-ANON. Ich war nicht allein«

96 Hilferufe der Seele
oder
Die Suche nach dem Sinn

103 Die Wiedergeburt: trocken und nüchtern

Ilse: »Ich war verzweifelt. Unsere Ehe – eine Lebenslüge«

Wir sind verantwortlich für das, was wir tun, aber auch für das, was wir nicht tun.

Voltaire (1694 – 1778)

Ausbildungslehrgang, Herbst 1959. Gerade 19 Jahre war ich alt geworden. Gerade befreit von einem grausamen Vater durch Scheidung, die die mutige Mutter nach 28 Jahren Ehe eingereicht hatte.

Und nun fiel ER mir in diesem Seminar auf. Warum eigentlich? Er war nicht besonders groß, nicht besonders attraktiv. Aber er fiel mir – uns allen – auf, weil er in die Diskussion ging. Weil er zum Beispiel sich mitten im Unterricht meldete und lässig darum bat, das Fenster öffnen zu dürfen, weil die Luft zu »pummelig« sei. Er hatte die Lacher auf seiner Seite. Damals, Ende der fünfziger Jahre, war sein Verhalten ungewöhnlich, fast eine Aufmüpfigkeit steckte dahinter. Heute würde natürlich niemand mehr fragen, sondern selbstverständlich das Fenster öffnen, wenn ihm/ihr danach ist.

Abendliche Gespräche in der Gruppe. Wortführend war er. Witzig, gescheit, im Mittelpunkt stehend. Fast ein bisschen zu sehr. Er war begeisterter Turniertänzer. Er engagierte sich bei der Gewerkschaft, war politisch interessiert. Ja, und dieser kluge Kopf wandte sich mir zu, machte mir ganz offen und ungeniert Komplimente, so dass ich rot wurde.

Rief zu Hause an. War hartnäckig. Schrieb fast täglich nette Briefe. Wir trafen uns wieder. Geld hatten wir beide nicht. Von Haus aus verwöhnt waren wir auch nicht. Die Bahnfahrt verschlang immerhin die Hälfte unseres mageren Azubi-Monatslohns. Also sahen wir uns vielleicht sechs- bis achtmal jährlich unter den strengen Augen seiner alleinerziehenden dominierenden Mutter oder innerhalb meiner Restfamilie im »Elternhaus«.

Die Erinnerung an den ersten Ausgang mit ihm: Kinobesuch, anschließend lud er mich zu einem Glas Wein ein. Er bestellte eine Flasche Rotwein, die er im Laufe von etwa zwei Stunden leerte. Ich trank davon vielleicht ein halbes Glas. Alkohol vertrug ich noch nie. Mich beschlich bei seinem Konsum Unbehagen. Er war 21 Jahre alt und trank so viel, ohne betrunken zu sein?

Unglaublich. War er daran gewöhnt? Ob er das öfter machte? Gefragt habe ich ihn nicht.

Zwei Jahre später, zu meinem 21. Geburtstag, Verlobung. Weitere knappe zwei Jahre später Hochzeit. Schließlich hatten wir mehrere hundert Briefe gewechselt, uns an Feiertagen und manchen Wochenenden gesehen, einen kurzen Urlaub miteinander verbracht. Wir glaubten, uns ausreichend zu kennen und zu mögen.

Er war inzwischen, nach unerfreulichen Gesprächen mit der beherrschenden Mutter, mit großen Schuldgefühlen in eine andere Stadt gezogen. Auch ich zog dorthin. Zum ersten Mal mit 23 Jahren auf eigenen Füßen. Beide innerlich noch nicht abgenabelt von den Müttern.

Hochzeitsreise? Ja, die hatten wir auch gemacht. Eigentlich war sie merkwürdig. Zum ersten Mal waren wir längere Zeit allein, und es schlich sich so etwas wie Langeweile ein. So, dass wir uns abends mit einer Nachbarin, einer älteren Dame, zum Kartenspielen trafen. Mit Alkohol. Überhaupt trankt er jeden Tag zum Essen – oder zwischendurch bei Wanderungen im Gasthof – Alkohol. Schließlich hatten wir Urlaub. Wieder sagte ich nichts.

Er trank gern, fast gierig, aber betrunken war

er nie, höchstens angeheitert. Mit welchem Recht hätte ich ihn kritisieren sollen? Von meinem Vater hatte ich die Botschaft, nicht erwünscht und nichts wert zu sein, empfangen. Und dieser Mann liebte mich doch, oder? So ganz zufrieden schien er nicht mit mir zu sein. Die Art, wie ich mich setzte, aß, kleidete oder stand, missfiel ihm öfter. Er kritisierte mich in Gegenwart anderer. Es fiel mir nicht besonders negativ auf, weil er mich immer freundlich kritisierte – zumindest in den ersten Jahren.

Der Alltag? Beide arbeiteten wir in derselben Firma. Als Junggeselle hatte er sich einmal in der Woche abends ein Bier gegönnt, sagte er. Nun, da beide verdienten, »gönnte« er es sich jeden Abend. Überstunden machte er fast täglich seit Beginn unserer Ehe. Mit Verwunderung sah ich, dass sich dann die leeren Bierflaschen im Schreibtisch türmten. Waren die Überstunden damals bereits ein Vorwand dafür? War das nun die ersehnte Partnerschaft? Haushalt, Pläne, Wochenenden, Lesen, Diskutieren gemeinsam zu erleben?

Beim ersten Betriebsfest waren fast alle seine Kollegen angetrunken. Mein Mann natürlich auch. Mir schien nur, dass er gieriger und heftiger trank als die anderen. Ich sagte nichts. Aber peinlich war mir sein Verhalten sehr.

Überhaupt – der Betrieb. Nach einigen Monaten fiel mir auf, dass er dort gar nicht so beliebt zu sein schien, wie es mir auf dem Lehrgang vorgekommen war. Er war nachlässig im Bearbeiten unangenehmer Vorgänge, aber auch nachlässig sich selbst gegenüber. Das ging so weit, das ihm Kolleginnen zum Geburtstag stillschweigend eine Zahnbürste auf den Schreibtisch legten. Keine höfliche, aber eine deutliche Geste.

Kompetenzgerangel unter Kollegen gab es. Ich war zwischen Mitleid mit ihm und Verständnis für die anderen hin- und hergerissen. Sein Verhalten war mir oft peinlich. Ich kam mir wie eine Verräterin vor, dass dieses Gefühl in mir hochkam. Mir schwante, dass er seine Macken hatte, die andere nicht hinnehmen wollten und konnten. Er war rechthaberisch, belehrte gern. Ich sagte wiederum nichts. Ich wollte ihn nicht kränken.

Nach drei Monaten Ehe war ich schwanger. Große Freude auf beiden Seiten. Als ich mich aus dem Dienst verabschiedete, sagte eine Kollegin ganz munter: »Kannst du nicht hierbleiben und deinen Mann zum Kinderkriegen nach Hause schicken? Den würden wir nicht vermissen.«

Merkwürdig. Verheiratet war ich. Durch und durch glücklich hätte ich sein müssen. Aber ich hatte Heimweh nach »Zuhause«.

Unser Kind wurde unter größten Schwierigkeiten geboren. Sein und mein Leben waren ernsthaft bedroht.

Meine Schwiegermutter führte aus der Ferne schriftlich das Regiment in unserer Ehe.

Nach der Entbindung blieb ich drei Monate im Elternhaus, um mich zu erholen, danach arbeitete ich noch ein halbes Jahr.

Wir zogen in mein Elternhaus zurück. Mein Mann wechselte die Firma (durch den Umzug), dann aber nach einem weiteren Jahr erneut. Dann folgten – um es gleich vorwegzunehmen – innerhalb von sieben Jahren fünf weitere Firmenwechsel. Schuld hatten immer die anderen, die ihm überall Steine in den Weg legten.

Er trank regelmäßig Alkohol. Er fand eine Kollegin, die ebenfalls trank. Während der Dienstzeit. Der Wohlstandsalkoholismus gehörte zum guten Ton. Wer trank denn nicht? Keine Feier lief trocken ab, inzwischen auch keine

Mahlzeit zu Hause. Ich sprach nicht mit ihm darüber, aus Angst, ihn zu verletzen, zu kritisieren. Er war doch bereits unglücklich darüber, dass er Schwierigkeiten am Arbeitsplatz hatte, und nun sollte ich auch noch anfangen mit der Meckerei?

Die Erziehung des Kindes überließ er weitgehend mir. Bei Kindergeburtstagen managte er jedoch alles, kümmerte sich rührend und mit kindlichem Eifer um Spiele und den Ablauf dieses Tages. Sonst war er, wie viele Väter, überwiegend abwesend. Abends wollte er seine Fernsehruhe haben, das Kind hatte um acht Uhr im Bett zu sein. Das hätte er am liebsten auch noch bestimmt, als es bereits 16/17 Jahre alt war.

Rief ich im Betrieb an, war er nicht erreichbar. Ich erfuhr, dass er »Kaffee« trinken war in einer benachbarten Gaststätte. Oder er war mal kurz an die frische Luft gegangen, oder …

Nach der Geburt unseres Kindes wurde ich massiv krank. Schwere Infekte, Anfälligkeiten aller Art, Appetitlosigkeit, Müdigkeit, starke Herzrhythmusstörungen. Mein Mann umsorgte mich rührend. War ich krank (also überschaubar), ging es meinem Mann gut. Zwölf Jahre dauerte dieser Zustand.

Inzwischen hatten sich bei ihm zum täglichen Biertrinken auch »harte Sachen« eingestellt. Was ich zu Hause sah, wusste ich, was während der Dienstzeit los war, ahnte ich. Schnäpse, sogenannte Magenbitter und andere Spirituosen wurden mit der Begründung getrunken, dass er danach besseren Appetit habe, die Magenschmerzen aufhörten, dass Völlegefühl nachließe usw. usw. Ich sagte nichts. Ein einziges Mal bat ich ihn, nicht regelmäßig harte Schnäpse zu trinken, da dies doch nun wirklich nicht gesund sei. Abends fuhr er oft mit dem Rad weg, um sich Bewegung zu verschaffen. Diese Bewegung endete fast regelmäßig in der nächsten Wirtschaft.

Nach elf Jahren Ehe – wir lebten mehr oder weniger harmonisch nebeneinander her und galten als sehr glücklich – starb meine Mutter durch einen Autounfall. Mir wurde schlagartig klar, dass ich zu Lebzeiten die Lösung von der Mutterbindung ebensowenig geschafft hatte wie mein Mann. Mein Vater war vier Jahre vorher an Krebs gestorben. Da zu ihm kein weiterer Kontakt bestanden hatte, war mir die Bedeutung der nicht aufgearbeiteten Beziehung nicht bewusst. Sein Tod war für mich endgültige Erleichterung, Befreiung von Angst.

Der Tod meiner Mutter dagegen war Lähmung und Bedrohung meiner eigenen Existenz. Ich fand keinen Weg aus der Trauer. Ein nie gekanntes Gefühl der Heimatlosigkeit, des Verlassenseins besetzte mich Tag und Nacht über Monate.

Ein halbes Jahr später ging ich auf eigenen Wunsch für einige Wochen in Therapie in die psychosomatische Klinik von Prof. Jaedicke in Hahnenklee-Bockswiese. Dort erfuhr ich, dass ich Trauer ausleben darf, dass ich Anforderungen an dieses Leben stellen darf, dass ich Fähigkeiten habe, die es zu entfalten gilt, dass ich ein Recht auf eigenes Leben habe. Vor allem aber, dass ich deshalb keine Schuldgefühle haben muss.

Nach der Rückkehr schloss ich mich einer Elterngruppe an, um Unsicherheiten in Erziehungsfragen zu besprechen. Mein Mann hatte daran kein Interesse. Er war konservativ, ein Patriarch, der weitgehend bestimmte, was zu tun und zu lassen sei. Nun flößte ihm meine neue Aktivität Furcht ein. Wollte ich Fragen mit ihm besprechen, winkte er ab: »Du hast ja deine Gruppe. Frag die.«

Klärende Gespräche mit ihm konnten fast

nie geführt werden. Wenn etwas unangenehm wurde und wir an den Kern der Sache kamen, winkte er ab: »Jetzt nicht« oder »Muss das jetzt sein!« oder »Lassen wir das!«

Unser »Kind« war angenehm, hübsch, angepasst, kurzum: pflegeleicht. Was ging wirklich in ihm vor? Die Fassade vom tüchtigen, beruflich erfolgreichen Vater konnte bis zu seinem 13./14. Lebensjahr aufrecht erhalten werden. Dann rumorte es auch im »Kind«.

Nach wie vor wurden dem Familienvater die Wünsche von den Augen abgelesen. Wenn er schon im Beruf nicht glücklich war, sollte er es wenigstens zu Hause sein. Kühles Bier, belegtes Brot (in Häppchen geschnitten natürlich), Fußbad und Schlappen waren das abendliche Ritual vor dem Fernseher. Nach den Mühen des Tages musste er sich nur noch fallen lassen.

Meine Krankheit blieb mir trotz des Aufenthalts in der psychosomatischen Klinik treu, massiv nach dem Motto: »Ich, deine Krankheit, bleibe so lange, bis du begreifst, dass du etwas Grundlegendes ändern musst in deinem Leben.«

Inzwischen wurde auch mein Mann krank. Ständige Besuche bei unserer befreundeten Hausärztin waren vorausgegangen. Ihre Unzufriedenheit über seine »Leberwerte« waren nichts Neues. Das ganze Ausmaß des Trinkens kannten wir jedoch alle nicht. Das wussten nur er und der liebe Gott. Und Letzterer gab mir keine Antwort, soviel ich auch darum bat. Jedenfalls nicht so schnell nach meinem Wunsch. Auch mein Mann schwieg sich aus.

Einmal rechnete ich nach, was damals sichtbar in Alkohol umgesetzt worden war – in den siebziger Jahren. Es waren DM 300,– im Monat vertrunken worden. Alkohol, der für zu Hause gekauft wurde. Was er in »Kneipen« trank oder bei seinen Überstunden, kann nur geschätzt werden. Nun endlich wagte ich zu sagen, dass wir (hochgerechnet) von dem Geld mittlerweile locker hätten ein Haus finanzieren können. Er schwieg. Es gab kein weiteres Gespräch über dieses heikle Thema. Schließlich hatte ich auch Schuldgefühle, denn er war ja meinetwegen in mein Elternhaus zurückgezogen. Vielleicht war das der gravierendste Fehler. Also konnte ich ihn doch nicht kritisieren.

Seine Krankheit – kein Appetit, nach dem ersten Bissen satt, schlapp, gereizt – wurde so schlimm, dass er zur Untersuchung in ein Hamburger Krankenhaus eingewiesen wurde. Bei einem Alkoholiker deutet das Symptom »nach dem ersten Bissen satt« auf eine Leberzirrhose hin. Aber das wusste ich damals noch nicht. Alle denkbaren und undenkbaren Untersuchungen ließ er mit sich anstellen. Was erzählte er mir freudestrahlend nach dreiwöchiger Tortur nach der Entlassung? Alkohol sei ihm nicht verboten worden.

Dreizehn Jahre später sagte derselbe Mann, kurz vor seinem Tod, er habe mich damals angelogen. Man habe ihm im Hamburger Krankenhaus bereits strikt Alkohol untersagt.

Kennen Sie Heimlichtuerei? So tun, als sei alles in Ordnung, aber das Gefühl haben, es ticke eine Zeitbombe, die unweigerlich losgehen wird? So war es damals mit uns. Nach außen schien unsere Beziehung hervorragend zu funktionieren. Treusorgender Mann, brave Ehefrau. In Wirklichkeit führten wir banalen Alltag. Aber wir trugen ein Geheimnis mit uns herum, über das nicht gesprochen werden durfte. Alkoholismus. Ich hatte niemanden, dem ich mich anvertrauen konnte. Ich hatte nicht den Mut, darüber zu sprechen. Mit wem? Ich schämte mich. Ich fühlte mich nach wie vor nicht berechtigt, an diesem klugen und liebenswerten Mann, der ja bisher nur Schwierigkeiten gehabt hatte, Kritik zu üben.

Das war mein größter Fehler, der uns um die schönsten Jahre unseres Zusammenseins gebracht hat. Wir haben uns durch unsere Unfähigkeit, klärende Gespräche zu führen, die Spannung aus unserem Leben genommen, letztendlich das Leben selbst ausgelöscht.

Ich hatte keine Ahnung, wie man mit einem Angehörigen, der Alkoholiker ist, umgeht. Dass nur klare Worte Klarheit bringen, wusste ich nicht. Zum zudeckenden Verfahren neigten wir beide.

Es erfolgte wieder ein Stellenwechsel, diesmal verbunden mit einem Ortswechsel. Nach knapp zwei Jahren wollten unser Sohn und ich nachziehen, mit dem festen Vorsatz, endlich eine glückliche und ruhige Familie zu sein, ohne das frühere Herumzigeunern des Vaters/Mannes. So begeistert war er gar nicht von unserem Verlangen. Er fand die Entfernung von mehreren hundert Kilometern zwischen Wohnort und Arbeitsplatz und entsprechenden Wochenendbesuchen gar nicht so schlecht. Letztendlich erfolgte der Umzug doch und damit die Ernüchterung für alle. Die bunte Seifenblase mit unseren schillernden Wunschträumen (an die wir wirklich wohl nicht geglaubt hatten) platzte. Nun war nicht mehr zu verheimlichen, dass er trank. Es gab kein Ausweichen. Als eine Kollegin mir sagte: »Hast du mal in eure Mülltonne gesehen?«, muss ich ziemlich dumm geguckt haben. Ganze Batterien leerer Wein-, Bier- und Schnapsflaschen entdeckte ich. Das Gespräch war nicht nur deshalb unausweichlich, sondern auch wegen der zunehmenden, immer noch unausgesprochenen Spannungen.

Ich ging zu Al-Anon. Dort war ich eine von vielen. Ich war nicht allein. Dort hörte ich zum ersten Mal: »Nicht er muss etwas tun, sondern du.« Ich wurde berufstätig. Damit hörte schlagartig auf, dass sich alles um die Hauptfigur, das Familienoberhaupt, drehte. Ich war nicht mehr abhängig, auch finanziell konnte ich mich allein versorgen.

Und von Al-Anon der Rat: »Wenn sich etwas ändern soll, musst du hart bleiben. Er kann es nur über harte Bandagen lernen. Du musst offen mit ihm reden.« Ich lernte, dass nur meine veränderte Einstellung, mein Abspringen von diesem Abhängigkeits-Karussell, Auswirkungen auf ihn und seinen Alkoholismus haben kann.

Inzwischen hatte er den Führerschein wegen Alkohol am Steuer verloren. Der Zustand war für ihn und uns unerträglich. Der Co-Partner, also ich, ist der lebende Vorwurf für den Alkoholiker und bietet immer wieder Anlass zum Trinken, gleichgültig, was der Partner macht. Das kann Freude sein, aber auch ein ernsthaftes Gespräch. Tausend Gründe findet der Alkoholkranke.

Mein Mann fehlte immer öfter im Betrieb. Er hatte Konzentrationsschwierigkeiten, aufgedunsen war er und depressiv. Er fühlte sich vernachlässigt. Bisher hatte ich ihm 18 Jahre lang brav im Büro geholfen, völlig selbstverständlich. Ich weigerte mich nun zum ersten Mal energisch, Ausreden wegen seiner verpatzten Termine zu erfinden.

Als wir noch nicht verheiratet waren, schrieb er mir einmal, er sei wegen Nasenbluten nicht zur Arbeit gegangen, sondern den ganzen Tag im Bett geblieben. Einfach so. Keine Lust gehabt. Ich war entsetzt. Wegen so einer Kleinigkeit krank machen? Damals unterdrückte ich bereits mein Unbehagen. Ich hatte ja zu Hause auch nicht gelernt, dass ich ein Recht auf freie Meinungsäußerung habe. Nach fast 25 Jahren erinnerte ich mich an diese Situation.

Ich sprach offen mit ihm über all meine Gedanken, Gefühle und Bedenken. Er gab zu, Alkoholiker zu sein. Er weigerte sich aber strikt, in eine Therapie zu gehen oder zu den Anonymen Alkoholikern. Begründung: »Du änderst dich ja doch nicht, also brauche ich gar nichts zu unternehmen. Wenn ich von der Therapie zurückkehre, habe ich eine andere Auffassung und du bist noch genauso. Also brauche ich erst gar nicht hinzugehen.«

»Wie hättest du mich denn gerne?«

»Du sollst zu Hause bleiben und dich um unseren Sohn (er war inzwischen 18!) kümmern und um den Haushalt. Du kannst alles machen, aber nur im Rahmen der Möglichkeiten, die mein Beruf dir lässt.«

Der Sohn, das »Kind«, hatte inzwischen den Führerschein gemacht, Abitur bestanden und wurde unter größten Schwierigkeiten flügge. Der Vater wollte ihn festhalten. Er war doch bisher so brav und vernünftig gewesen. Wenn unser Sohn hungrig war, musste er fragen, ob er sich etwas zu essen machen dürfe. Motto: »Du isst, wenn wir alle essen!« Nun motzte dieses brave Kind, aß meistens nur, wenn der Vater nicht da war.

Die Atmosphäre wurde immer angespannter, nahm jedem von uns die Luft. Ich ging zu Al-Anon, mein Mann weigerte sich. Als er mich eines Abends nach einem Gespräch sehr heftig am Arm packte und schmerzhaft zugriff, suchte ich mir eine eigene Wohnung. Ich gab ihm den Schlüssel, mit der Bitte, zu uns zu ziehen, wenn er in Therapie ginge.

Es gelang keinem von uns, auch nicht beim Auszug, bei dem er half, die künstlich errichtete Wand, die zwischen uns stand, zu durchdringen. Wir sahen jeder die tiefe Not, die Einsamkeit und Verletztheit des anderen, aber es gab keinen Durchbruch, kein erlösendes Wort.

Mir war klar, dass ich aus der ewigen fürsorglichen Rolle ausbrechen musste, um ihn nicht umkommen zu lassen. Gleichzeitig war die Furcht da, dass dieser Schritt ihn nicht wachrütteln, sondern in noch tiefere Depression, Resignation und haltloseres Trinken (das zu der Zeit fast nicht mehr zu übertreffen war) stürzen könnte. Und so kam es auch.

Sucht als Sehnsucht nach Zuwendung, die in der Kindheit nicht vermittelt wurde. Er war nie satt geworden. Das traf auf uns beide zu.

Nach weiteren beruflichen Fehlstarts, weiterem gesundheitlichen Abbau und fast tödlichen Verlassenheitsgefühlen folgte ein Krankenhausaufenthalt. Diagnose: Leberzirrhose. »Wenn Sie nicht sofort und endgültig mit dem Trinken aufhören, werden Sie verbluten oder verblöden. Wahrscheinlich beides.« Diese krasse Antwort des Chefarztes schockierte.

Sie hielt ihn aber nur wenige Wochen vom Trinken ab. Inzwischen traten zeitweise Lähmungserscheinungen an den Beinen auf, ataktischer Gang stellte sich dauerhaft ein. Immer wenn der jeweilige behandelnde Arzt »zudringlich« wurde und das Alkoholproblem ansprach, ging er nicht mehr hin. Ein Arztwechsel folgte dem anderen.

Eine Reise nach Verona wünschte er sich. Im Hochsommer 1989. Als Abschiedsgeschenk? Wie wären wir miteinander umgegangen? Ich hatte Angst davor. Er war todkrank, einsam, konnte fast nichts mehr essen. Ich fürchtete mich vor seinem Sterben in Verona. Es war sein letzter Sommer.

Seine Enttäuschung über meine Absage war unsäglich. Wenige Wochen später ein erneuter Krankenhausaufenthalt. Ich besuchte ihn täglich. Jedesmal sah er elender aus, war schwächer geworden. Der Leib war aufgedunsen wie bei einer Schwangeren kurz vor der Geburt. Er hing am Tropf.

Begleitete er mich an den ersten Tagen noch bis zur Haustür, konnte er nach wenigen Tagen nur noch bis zum Fahrstuhl gehen, dann nur noch die Zimmertür erreichen, dann nur noch von der Bettkante aus sich verabschieden. Schließlich sagte er: »Die Ärzte meinen, ich sollte besser liegen bleiben, damit die Organe geschont werden.«

Zunächst hatte er Hoffnung, noch ein einziges Mal, nur dieses eine Mal, davonzukommen. Nachts Anrufe: »Bitte komm sofort zu mir. Ich habe furchtbare Angst.« Wenn ich nach schnellster Raserei ankam – »Was willst du denn hier mitten in der Nacht?«

Immer häufiger hatte er Halluzinationen. Furchtbare Wachträume.

Nach einem Monat war er so schwach, dass er den Telefonhörer nicht mehr abnehmen konnte. Während einer Abendvisite sagte der Arzt: »Es gibt nur zwei Möglichkeiten. Entweder eine Lebertransplantation oder Sie bleiben so am Tropf bis zum Ende. Eine Lebertransplantation wird bei Alkoholikern ungern gemacht.«

Danach ging er hinaus. Wir umarmten uns beide und weinten. Unser Leben war endgültig besiegelt. Er klagte: »Mein ganzes Leben kam ich von der Flasche nicht los. Mit zwölf Jahren habe ich mit dem Trinken angefangen. Mit Freunden machte ich einen Glühwein mit viel Zucker. Er schmeckte mir, und ich fühlte mich so leicht und sorgenfrei. Und nun hänge ich hier wieder am Tropf Tag und Nacht. Ich will vom Tropf weg. Ich ertrage ihn nicht mehr.«

Seine Worte »Du hast dir nichts vorzuwerfen«, trösteten mich nicht. Nie waren wir uns so nah in fast dreißigjähriger Ehe wie an diesem Abend. Warum war ich nicht die richtige Frau für ihn gewesen? Eine andere hätte ihn vielleicht energischer vom Trinken abgehalten. Warum und wozu das alles?

Eine Nahrungssonde sollte gelegt werden. Vierzehn Tage vor seinem Tod. Er flehte mich an, diese Qual zu verhindern. Er konnte ja noch sprechen und schlucken. Ein Arzt versicherte mir, man würde darauf verzichten. Ich überbrachte meinem Mann die Nachricht und fuhr dann nach Hause. Wenige Minuten später quälten sie ihn mehr als zwei Stunden damit, die Magensonde zu legen. Seine Mutter hatte es ohne mein Wissen mit einem Arzt besprochen und gewünscht. Begründung: Er wird sonst verhungern und verdursten! Bei dieser Tortur geriet Erbrochenes oder Sondennahrung in die Luftröhre. Er verlor das Bewusstsein, wurde mit Sauerstoff beatmet und war danach nicht mehr ansprechbar.

Zwei Stunden vor seinem Tod füllte man die Nahrung noch nach. Sie wurde von ihm erbrochen, man füllte trotzdem unbeirrt nach, ganz mechanisch, wie bei einer Maschine. Mein Protest wurde als hysterisch abgetan. »Nehmen Sie Ihren Mann unter den Arm und gehen Sie nach Hause.« Man nahm eine Stunde vor seinem Tod Blut ab, um alle Parameter ordnungsgemäß abhaken (und abrechnen) zu können. Der Blutdruck wurde selbstverständlich an diesem Sterbenden auch noch gemessen.

Beim Abnehmen verschiedener Pflaster, mit denen Kanülen und Sonden befestigt waren, blutete er aus jeder Hautpore. Wie kleine Springbrunnen traten die Tropfen aus der blassen, durchscheinenden, pergamentenen Haut hervor.

Die Mediziner versorgten ihn bis zum Schluss. Sie beherrschten die Technik, aber nicht das Gespräch, nicht die Sterbebegleitung. Sie nahmen meinem Mann die Würde und das Recht auf seinen Tod. Er wollte sterben und wünschte keine Verlängerung. »Eigentlich müsste er schon längst gestorben sein bei dem klinischen Befund. Wir wundern uns, dass er immer noch lebt«, so der Arzt.

Wenn ich bei ihm saß in den letzten Tagen und Stunden, wusste ich nicht, ob er mich wahrnahm. Ich las ihm dann tröstliche Verse vor, hielt seine Hand, wischte ihm die Stirn ab. Dann wurde er ganz ruhig. Seine Haut sah aus wie Pergament und fühlte sich auch so an. Die Haare waren ganz dünn geworden und gingen täglich aus.

Ich saß bei ihm und betete um seinen Tod.

Bevor ihm die Sonde gelegt wurde, etwa drei Wochen vor seinem Tod, sagte er, er sehe einen wunderbaren Fluss in einmalig schöner Landschaft. Dort müsse er hin. Einmal erwähnte er, wenn es ihm ganz schlecht ginge und er traurig sei, könne er sich auf eine Insel versetzen, ähnlich der Insel im Steinhuder Meer, und sich auf Wunsch Sonnenuntergänge bestellen. Und das sei wunderschön. Dann verkrieche er sich dabei in einer Höhle und habe gar keine Angst.

Damals fand ich ihn mehrere Male auf dem Boden liegend. Es waren seine letzten Versuche, doch noch einmal auszuprobieren, ob er laufen könne.

Es war eine grausame Zeit, die dem Tod vorausging. Halluzinationen, Benommenheit, unruhiger Schlaf, Todesängste wechselten mit klaren Momenten, in dem ihm sein Zustand voll bewusst war, ab. Er, der ständig aktiv war, konnte sich nun nicht einmal mehr ohne Hilfe im Bett umdrehen.

Von den Tränen, die wir in unserem Leid geweint haben, allein und gemeinsam, habe ich nicht viel gesagt. Ich war der ideale Co-Partner. Beschützend. Bedienend. Bemäntelnd. Unfähig, mit diesem Zustand umzugehen. Voller Scham über diese Schande, mit einem Alkoholiker verheiratet zu sein. Voller Angst, er würde mich nicht mehr lieben, spräche ich diesen Missstand deutlich an.

Nach seinem Tod fand ich Briefe, Gedichte und Aufzeichnungen von ihm. In einem Antrag, den er für einen Aufenthalt in der psychosomatischen Klinik in Grönenbach ausgefüllt hatte (er schickte ihn nie ab), schrieb er, dass seine größte Angst sei, mich zu verlieren.

Sein Ende war ausweglos. Er steckte fest im Labyrinth seiner Sucht. Er schrieb mir, zwei Jahre vor seinem Tod: »Dr. Max Otto Bruker hat mir bei der Untersuchung nur bestätigt, was ich selbst vermutet habe – die Leber drückt auf alles, was in ihrer Umgebung ist. Seine Formulierungen waren sehr ernst, aber auch so vorsichtig, dass ich den Ernst dahinter voll verstanden habe.« Seinen Leidensgenossen von der AA-Gruppe gestand er, nicht ohne Sarkasmus: »Die Wein-Brücke war in den letzten Wochen besser als die Rhein-Brücke. So verzweifelt war ich.«

Voller Scham beschrieb er mir in einem anderen Brief den Teufelskreis seiner Abhängigkeit: »Ich weiß, dass ich dir mit dem Trinken viel Kummer gemacht habe, aber ich habe auch Kummer runterschlucken wollen. Ich weiß ja selbst, dass das nicht geht, aber der Teufel schafft halt die momentane Erleichterung. Schlucks runter, dann ist es weg. Weg? Nee, nur tief gelagert, konserviert.«

Da er am Ende nicht bereit war, sich in der Klinik in Bad Grönenbach Hilfe zu holen und eine Wiedergeburt als trockener und nüchterner Mensch einzuleiten, fraß ihn die Einsamkeit auf.

Er bilanzierte: »Ich bin so allein und deshalb hänge ich in der Wohnung vor dem Fernseher oder außerhalb dort, wo andere Allein-Menschen sind – nur um sich mit jemandem zu unterhalten.«

In einem anrührenden Gedicht trauerte er unserer Liebe nach:

Da ist ein Safe
in meiner Seele,
der alles aufbewahrt,
was positiv
an menschlichen Begegnungen
geschehen ist.
Und wenn ich manchmal Kummer habe,
dann suche ich ein Fach darin
mit schönen Nachgedanken.
Und die Erinnerung an dich
gehört dazu.

Er war voller Poesie. In seinem Anamnesebogen der Klinik sollte er eine für ihn »sehr angenehme Phantasievorstellung« beschreiben. Er imaginierte: »Auf einer Wiese sitzen und die Umwelt-Natur sehen. Im Herbst- oder Frühlingssturm fest und warm angezogen gegen den

Wind marschieren und/oder im sicheren Windschatten der Naturgewalt zusehen.«

Und ich? Habe ich aus allem gelernt? Würde ich, gäbe es diese oder eine ähnliche Situation mit einem geliebten Menschen, entsprechend und zeitiger notwendig reagieren?

Der Gedanke, dass er auf andere Weise vom Alkoholismus hätte befreit werden können, besetzt mich manchmal noch sehr stark. Mein Kopf weiß, dass ich der Droge Alkohol nichts anderes entgegensetzen kann als offene Reaktion. Aber mein Herz trauert auch heute noch, nach Jahren. Ich habe einen Menschen geliebt und verloren, der die Droge Alkohol mir vorgezogen hat.

Ich fühle mich verletzt, missachtet. Sagt mir ein Freund/eine Freundin ein Kompliment, ein gutes Wort, bin ich nicht sicher, ob ich wirklich gemeint bin. Ich werde lernen müssen, mich weiter auf mich einzulassen, meinen Wert zu erkennen. Vermutlich wäre ich dann auch stark genug (gewesen), mit der Krankheit des Partners richtig umzugehen.

Inzwischen bin ich 80 Jahre alt. In zweiter Ehe bin ich seit 20 Jahren sehr glücklich. Mein Mann freut sich über unseren regen Gedankenaustausch, lobt meine Klarheit. Wenn es tatsächlich so ist, wie er mich sieht, habe ich diese Eigenschaften im Laufe des Lebens und Erlebens gelernt. Probleme müssen geklärt, ausgesprochen werden. Wenn man sie beiseiteschiebt, zudeckt, entsteht ein Berg, der sich auf drückende Art vergrößert und zum Albtraum werden kann.

Die Co-Abhängigkeit habe ich hinter mir gelassen.

Witzig, gescheit, im Mittelpunkt stehend

Die Krisen unseres Lebens gehören zu uns wie die Farben unserer Augen und der Geruch unserer Haut. Wir können nur immer wieder darum kämpfen, dieses Leben zu bestehen. Weg mit den Fassaden, Süchten und der Verpanzerung! Klarer werden. Eindeutiger. Glücksfähiger.

Mathias Jung
Seele – Sucht – Sehnsucht
Abhängigkeiten im Alltag. Wege zur Klarheit

Was für eine Tragödie schildert Ilse! Dabei war ihr Exmann alles andere als unsympathisch. Er war ein lieber Mann, von sprühendem Witz und voller kreativer Ideen und politisch interessiert. Ich hätte ihn gerne kennengelernt. Ich hätte ihn mir als Freund vorstellen können. Ilse beschreibt ihn als »kess, wortführend, witzig und gescheit, im Mittelpunkt stehend«. Als »klugen Kopf«, imponierend hartnäckig in seiner Liebeswerbung. Er managte rührend und mit kindlichem Eifer die Kindergeburtstage seines Sohnes. Sie empfand ihn als »treusorgenden und liebenswerten Mann«.

Nur langsam, gleichsam auf Katzenpfoten, schlich sich ihr Unbehagen über seinen steigenden Alkoholkonsum, seine körperliche Gefährdung und berufliche Unzuverlässigkeit in ihr Herz. Schlimmer noch: Sie fühlte sich schuldig als zänkische Kritikerin, Spaßbremse, voller Minderwertigkeitskomplexe. Ilse: »Ich war zwischen Mitleid mit ihm und Verständnis für die anderen hin- und hergerissen. Sein Verhalten war mir oft peinlich. Ich kam mir wie eine Verräterin vor, dass dieses Gefühl in mir hochkam.« Die junge Frau, soeben schwanger, spürte vage: »Er war rechthaberisch, belehrte gern. Ich sagte nichts. Ich wollte ihn nicht kränken.« Noch war Ilse zu einer entschlossenen Klärung der immer fataleren Alkoholkonstellation nicht fähig.

Das ist typisch. Ich kenne das Drama seit Jahren. Immer wieder geschieht es, dass sich meine Praxistür öffnet und eine Frau mit ihrem zögerlichen Ehemann erscheint. Nach einigem hilflosen Gerede über die schlechte Sexualität (»tote Hose«), die Sprachlosigkeit in der Beziehung und vagen Erklärungen des verlegen dasitzenden Mannes, dass »alles nicht so schlimm ist« und er nur seiner Frau zuliebe hierher gekommen sei, gibt sich die Frau einen Ruck. »Wir sollten einmal über deinen Alkoholkonsum sprechen«, bemerkt sie meist stockend.

Dann pflegt der Mann in die Offensive zu gehen: »Du mit deinen Vorwürfen wegen meiner paar Bierchen«, das ist ja lächerlich! Du gönnst mir nichts. Sicher, manchmal habe ich den Kanal voll, aber das ist bei meiner vielen Arbeit auch nicht verwunderlich. Ein Mann möchte sich von Zeit zu Zeit auch einmal einen Schwips antrinken. Zwischen Leber und Milz passt immer noch ein Pils. Das können Frauen nicht verstehen.«

Erwartungsvoll und komplizenhaft blinzelt mich der Mann an. Pustekuchen! Ich mache inzwischen kurzen Prozess. Ich habe nämlich keine Lust, eine von vornherein erfolglose Paartherapie zu organisieren, bei der das Komplizierte ist: Jeder Alkoholiker ist ein Einzelfall und ein Allgemeinfall. Die »Deutsche Hauptstelle für Suchtfragen« protokollierte in ihrem »Jahrbuch 2019« für das vorvergangene Jahr 2018 folgende Suchtzahlen:

1,7 Millionen Alkoholiker
74 000 durch Alkoholabusus verursachte Todesfälle
40 Milliarden Euro Krankheitskosten wegen Alkohol
13 343 Alkoholunfälle
231 291 Tatverdächtige unter Alkoholeinfluss.

Wir sind eine süchtige Gesellschaft. Die Expertin Maja Langsdorff konstatierte in ihrem Klassiker »Die heimliche Sucht, unheimlich zu essen«: »Die Pharmaindustrie, die Tabakkonzerne, die Hersteller von Spielautomaten, die Winzer, Schnapsfabrikanten und Bierbrauer, die Süßwarenindustrie und viele andere Wirtschaftszweige leben davon, Produkte mit Suchtpotenzialen herzustellen. Ihre Erzeugnisse aber machen nicht von sich aus süchtig – sie fallen in einer Überfluss- und Überdrussgesellschaft auf fruchtbaren Boden. Heute weiß man, dass bei entsprechender Disposition jede Betätigung, jedes Verhalten zwanghaft werden und alle Züge einer Sucht annehmen kann.«

Dabei ist es grundfalsch, den Alkoholiker zu diskriminieren. Mediziner neigten früher dazu, den Trinker, die Trinkerin, als haltlos, labil, moralisch verwahrlost und als »Drehtürpatienten« zu entwerten. Kaum aus der Klinik entlassen, baue er neue Rückfälle und kehre zum nächsten kostspieligen Entzug wieder zurück. Die Nazis sprachen vom »kranken Erbgut« des Alkoholikers und quälten ihn im Konzentrationslager zu Tode. Dabei ist, wie die Gesetzgeber bereits in der Weimarer Republik und später in der Bundesrepublik Deutschland festhielten, der Alkoholiker ein Alkoholkranker, der längstens von dem physiologischen Zwang nicht mehr loskommen kann.

Zur allgemeinen Definition der Sucht mag gelten, was die Expertinnen Anne Wilson-Schaef und Diane Fassel in ihrem Standardwerk »Suchtsystem Arbeitsplatz« so formulieren: »Sucht ist jede Substanz oder jeder Prozess, der unser Leben bestimmt und dem gegenüber wir machtlos sind. Es kann sich, muss sich aber nicht um eine physiologische Sucht handeln. Eine Sucht liegt bei jedem Prozess oder bei jeder Substanz vor, die uns in der Weise kontrollieren, dass wir glauben, wir müssen uns selbst und anderen gegenüber unehrlich sein. Süchte führen zu einer erwachsenen Zwanghaftigkeit in unserem Verhalten.«

Jeder Süchtige hat seine ureigene Geschichte. Ilse erwähnt die Überverwöhnung ihres Mannes, der bei Nasenbluten die Arbeit schwänzte, und seine Abhängigkeit von der kontrollierenden Mutter. Tiefliegende Minderwertigkeitskomplexe, Aggressionshemmung, Konfliktscheuheit, kurz: Eine Persönlichkeitsstruktur voller Ichschwäche und Fremdbestimmung mögen wohl dazugekommen sein.

Wenn es denn überhaupt eine Typologie des Alkoholkranken gibt, so ist es die, welche der ungarisch-amerikanische Forscher Prof. E. M. Jellinek im Auftrag der Weltgesundheitsorganisation über das Trinkthema herausfand. Er extrahierte sie aus Tausenden von Krankheitsgeschichten:

Der *Alpha-Typ* versucht, Stress und Probleme im Alkohol »zu ertränken«. Er trinkt sowohl sozial angemessen als auch exzessiv. Für ihn gilt das warnende Sprichwort: »Sorgen kann man nicht im Alkohol ertränken. Sie können schwimmen.«

Der *Beta-Typ* trinkt bei allen sozialen Anlässen nach dem Motto: »Keine Feier ohne Meier«, gerne auch abends zum Entspannen. Er kann, wie der Alphatyp, sein Trinkverhalten kontrollieren, gilt aber ebenfalls als gefährdet.

Der *Gamma-Typ* ist bereits suchtkrank. Sein Stoffwechsel hat sich an den Suchtstoff gewöhnt. Nach dem ersten Glas kann er nicht aufhören. Er verteidigt sich gegenüber der Familie, er könne jederzeit »Abstinenzpausen« einlegen. Genau das ist verräterisch, denn es verweist indirekt auf die Notwendigkeit seines Grundnahrungsmittels Alkohol.

Ich erinnere mich an eine Frau, die in der Paarsitzung ihren Mann vehement des Alkoholmissbrauchs beschuldigte. Er verbat sich ihren Vorwurf scharf. Im Sommer, wenn er mit seinem Rennrad Marathonfahrten absolviere, trinke er nur alkoholfreies Bier. Die Frau stellte die Sachlage klar: »Vom Herbst bis zum Frühjahr trinkst du dafür jeden Abend eine Flasche Wein, manchmal sogar zwei. Du bist dann oftmals nicht mehr fähig, die Treppe hoch in unser Schlafzimmer zu steigen. Du schläfst vor dem laufenden Fernseher ein.« Der Mann verließ erbost die Paarsitzung und kehrte nie wieder. Er starb wenige Jahre später, noch vor seinem fünfzigsten Geburtstag, an den Alkoholfolgen.

Der *Delta-Typ* ist der »Spiegeltrinker«. Mit Kontrollverlusten und Exzessen fällt er in der Regel nicht auf, aber er braucht seinen abendlichen Alkoholpegel, der im Laufe der Jahre immer höher steigt. Er kommt nicht mit einer Alkoholfahne in den Betrieb. Er tarnt seinen Konsum. Ein Klient begann seine Alkoholtour spätnachmittags nach der Heimkehr mit einem »Viertele« Rum, den er auf zwei Gläser gemixt mit Cola verteilte. Er fuhr fort mit einer Flasche Bier zum Abendessen Dann trank er vor dem Fernseher eine Flasche Wein, um dann mit Geh- und Sprachstörungen das Bett aufzusuchen. Seine Frau, die mir das erzählte, meinte dazu: »Aber wenigstens ist er friedlich.«

Der *Epsilon-Typ* ist der »Quartalsäufer«. Periodisch trinkt er bis zur Bewusstlosigkeit. Einmal saßen eine adipöse, also krankhaft übergewichtige Frau und ihr alkoholsüchtiger Mann vor mir. Der Anlass war die »hochaggressive« erwachsene Tochter, wie sie meinten. Die Sitzung verlief friedlich, bis die Frau ihren Mann als »Feigling« und »Schleimer« bezeichnete, der sich nicht getraue, der »unverschämten« Tochter Paroli zu bieten. Da zerbrach in Sekundenschnelle die heimliche gemeinsame elterliche Front. Der Mann beschimpfte seine Frau, hochrot im Gesicht, als »verfressen« und »ess-süchtig«. Sie, nicht faul, nannte ihn einen »Trunkenbold«, der im besoffenen Zustand ins Bett mache. Bislang hatten die beiden Süchtigen eine Art Waffenstillstand geschlossen: Wenn du meine krankhafte Völlerei tolerierst, attackiere ich deinen Suff nicht. Wen wundert die Aggressivität der Tochter? Das Familiensystem war krank. Alle hüteten das böse Geheimnis der Sucht nach außen. Alle waren »Täter« und »Opfer« zugleich.

In diesem lähmenden Stillstand bleibt der Alkoholkranke krank, die Co-Abhängige zementiert durch Duldung seine Süchte. Das ist ein Teufelskreis.

Vor allem aber ist der krankhaft Trinkende Lichtjahre von der Erkenntnis der Anonymen Alkoholiker entfernt. Sie lautet: »Es ist keine Schande, Alkoholiker zu sein, es ist eine Schande, nichts dagegen zu tun.«

DIE ZEITBOMBE: »ICH SAGTE NICHTS«

Die Zeit ist ein strenger Buchhalter, ein wahres Kontinuum der Dinge, das nichts übersieht, das nie belüget.

JOHANN GOTTFRIED HERDER
(1744–1803)
Das eigene Schicksal

»Er trank regelmäßig Alkohol«, berichtet Ilse. Sie ahnt einiges, weiß nichts Genaues: »Inzwischen hatten sich bei ihm zum täglichen Biertrinken auch harte Sachen eingestellt. Was ich zu Hause sah, wusste ich, was während der Dienstzeit los war, ahnte ich. Schnäpse, so genannte Magenbitter und andere Spirituosen trank er mit der Begründung, dass er danach besseren Appetit habe, die Magenschmerzen aufhörten, das Völlegefühl nachließe usw. usw. Ich sagte nichts.«

Das ist es: der jahrelange zerstörende Schwebezustand zwischen Bangen und Hoffnung. Denn die Alkoholkrankheit metastasiert gleichsam wie ein bösartiger Krebs. Langsam, aber mit mörderischer Sicherheit. Im Nachhinein ist man immer schlauer. Dann ist man bald wütend, bald traurig über die eigene Naivität und Leugnung der Wirklichkeit. Der weiter oben erwähnte Alkoholismusforscher Jellinek erstellte eine Symptomliste der Abhängigkeit, die heute noch Gültigkeit hat. Die »Vorphase« des Alkoholismus beginnt mit seiner gesellschaftlichen Legitimation. Der Konsum von Spirituosen wird als entspannend und gesellig ohne Einschränkung gewürdigt. Der spätere Alkoholiker führt diesen Zustand immer mehr herbei. Der steigende Gewöhnungseffekt wird für ihn zum Lösungweg für Befindlichkeitsstörungen wie Angstgefühle, Schlafstörungen, Niedergeschlagenheit oder Schmerzen. Nicht selten überspielt er damit Schüchternheit und Kontaktängste. Dann stellen sich in den 45 Etappen des Phasenmodells nach Jellinek folgende Symptome und Verhaltensweisen ein:

1. Gedächtnislücken: Dazu gehören die berüchtigten Filmrisse nach exzessivem Alkoholgenuss.
2. Heimliches Trinken: Dem Betroffenen wird

das Ausmaß seines Konsums peinlich. Er möchte vor anderen nicht als »Schluckspecht« dastehen. Also »importiert« er die Flaschen ebenso unauffällig, wie er sie entsorgt. Schlimm wird es für ihn, wenn die Partnerin, wie Ilse berichtet, das versteckte Depot in den Tiefen des Schreibtisches entdeckt.

3. Häufiges Denken an Alkohol: Der Betroffene braucht das Stimulanz als Verstärker positiver Stimmungen. Deshalb kreist sein Denken um den Alkohol.
4. Erstmals spürt er vage Schuldgefühle und Selbstvorwürfe.
5. Vermeiden von Anspielungen auf Alkohol: Weil er regelmäßig trinkt, scheut er Diskussionen und seriöse Informationen über den Alkohol.
6. Gehäufte Gedächtnislücken: Sie nehmen allmählich aber deutlich zu. Jetzt beginnt die kritische Phase.
7. Kontrollverlust: Der Betroffene trinkt mehr, als er sich vorgenommen hat. Er braucht die Alkoholwirkung. Er kann seinen Alkoholkonsum immer längere Zeiträume weder kontrollieren noch einschränken. Er ist sich

aber noch nicht im Klaren, dass er bereits alkoholkrank geworden ist.

8. Erklärung, warum man so trinke: Der Trinker flüchtet in Ausreden und Alibis, um sich eine Erlaubnis und Legimitation zum Trinken zu geben. Externe Probleme am Arbeitsplatz oder in der Familie rechtfertigen für ihn das »Medikament« Alkohol.
9. Reaktionen der Umwelt: Inzwischen sprechen ihn Familienangehörige, Arbeitskollegen oder Vorgesetzte auf seine notorische »Fahne« an. So in die Ecke getrieben, versucht der Betroffene sein Trinken noch besser zu verbergen. Darin entwickelt er hohe Virtuosität. »Wegen meines Magenleidens brauche ich mehrfach täglich einen Magenbitter«, erklärte mir ein Suchtkranker und gab dies als Tipp seines Hausarztes aus.
10. Kompensation des Verhaltens an Selbstachtung: Den zunehmenden Misserfolgserlebnissen stellt der Alkoholiker angeblich besondere Leistungen und Großspurigkeit gegenüber.
11. Auffällig aggressives Benehmen: Sobald er kritisiert wird, schlägt der Alkoholiker verbal rücksichtslos um sich, wird im Zweifel

handgreiflich oder geht in die Opferrolle: Schuldig sind immer die anderen – der Ehepartner, die Kinder, der Arbeitgeber, die Politik usw.

12. Trinken gegen Schuldgefühle: Je mehr er trinkt, desto häufiger sucht der Alkoholiker seine bedrückenden Schuldgefühle zu ertränken. Das ist ein Teufelskreis.
13. Zeiträume völliger Abstinenz: Auf die Kritik seiner Umgebung flüchtet der Alkoholiker in seiner subjektiven Hilflosigkeit nicht selten in längere oder kürzere Zeiträume völliger Alkoholabstinenz. Er will damit beweisen, dass er sein Trinken »im Griff hat«.
14. Änderung des Trinksystems: Er versucht, etwa nach Art des Spiegeltrinkers, nicht zu einer bestimmten Tageszeit mit dem Trinken zu beginnen oder nur noch am Wochenende oder nur noch Bier oder kleinere Dosen. Der Alkoholiker verspricht sich davon, die verlorene Kontrolle über die Alkoholmenge zurückgewinnen zu können. Der Versuch ist jedoch eine symptomatische Linderungsbehandlung seiner Krankheit, nicht eine Ursachenbehandlung.
15. Fallenlassen von Freunden: Da Freunde und

Bekannte ihn zu kritisieren drohen, zieht sich der Trinkende zunehmend von seiner Umwelt zurück. Er gerät in die soziale Isolation. Diese versucht er wiederum mit Alkohol zu narkotisieren. Ein weiterer Teufelskreis.

16. Konsequenzen am Arbeitsplatz. Der Alkoholiker selbst kann nicht länger seine mangelnde Arbeitssituation, seine abnehmende Leistungs- und Konzentrationsfähigkeit, seine Unzuverlässigkeit und häufiges »Krankfeiern« ignorieren. Sein reizbares Verhalten fällt auf. Der Chef nimmt ihn »vor die Brust«. Es kommt zu Abmahnungen, anderen disziplinarischen Konsequenzen oder gar zur Kündigung.
17. Trinken ersetzt soziale Kontakte. Weitgehend isoliert missbraucht der Alkoholiker die Spirituosen als universelles Hilfs- und Heilmittel. Er kommuniziert nicht mehr mit der Welt. Er schottet sich ab.
18. Trinken wird wichtiger als Interessen und Pflichten: Inzwischen wird der Tagesablauf den Trinkbedürfnissen angepasst. Hobbys, sportliche und kulturelle Vorlieben fallen weg, in der Beziehung herrscht weitgehende

Sprachlosigkeit. Gleichgültigkeit und Energielosigkeit lähmen den Alltag.

19. Trinken wird wichtiger als die Menschen: Die Angehörigen spüren, dass sie jede Einflussmöglichkeit auf den Alkoholiker verloren haben und ihm wesentlich weniger bedeuten als der Alkohol. Der Tanz um die Flasche wird zum Lebensinhalt des Süchtigen.
20. Auffallendes Selbstmitleid: Der Trinker fühlt sich von allen unverstanden und abgelehnt. Er belässt sich dem Selbstmitleid und der Resignation, die er wiederum mit Trinken zu sedieren sucht. Ein weiterer Teufelskreis.
21. Gedanken oder tatsächliche Flucht: Der Alkoholiker verliert sich in fixe Ideen, durch Änderung seiner äußeren Lebensverhältnisse, also die Wahl eines anderen Wohnortes, einer anderen Arbeitsstelle oder eines anderen Partners, sein Trinkverhalten nicht mehr zu brauchen. Flucht ist keine Lösung seines Ich-Verlustes.
22. Änderung im Familienleben: Die Familienmitglieder versuchen, erfolglos, den Alkoholiker zu »heilen« und scheitern daran. Dann gehen sie dem Alkoholiker aus dem Weg, las-

sen wegen seiner Trunksucht keine Freunde mehr ins Haus und »nerven« den Trinker mit Vorwürfen. Es kommt zur Trennung und Scheidung.

23. Grundloser Unwillen: Angst vor Kritik, Schuldgefühle und Selbstzweifel halten den Alkoholiker in einem anhaltenden Spannungszustand. Permanente Gekränktheit, aufbrausende Ungeduld und Gereiztheit machen den Alltag zur Qual.
24. Sichern des Alkoholvorrates: Ohne Alkohol vermag der Trinker nicht mehr zu leben. Er hamstert einen versteckten Alkoholvorrat, sei es in seiner Werkstatt, im Wasserkasten der Toilette oder in einem Kellerversteck. Er verschärft sein heimliches Trinken.
25. Alkoholismus führt zur Appetitlosigkeit, wie es Ilses Mann erlebte. In Trinkphasen reduziert der Alkoholiker seine Nahrungsaufnahme oder ernährt sich von Fastfood und Fertigprodukten. Das macht seinen Körper noch mehr krankheitsanfällig. Eine vitalstoffreiche Vollwerternährung verträgt sich grundsätzlich nicht mit schwerem Alkoholkonsum.
26. Erste medizinische Behandlungen werden

notwendig: Das sind sichere Anzeichen für die Krankheit Alkoholismus, die ja der Süchtige von Anfang an zu leugnen pflegt. Magenschleimhautentzündung, Leberschäden, Herzrasen, Blutdruckschwankungen, Diabetes und verzögerte Heilungsprozesse sind dann untrügliche Zeichen der Alkoholerkrankungen.

27. Veränderung im Sexualverhalten: Die Verwahrlosung, Ausdünstungen und vernachlässigte Körperpflege führen in der Beziehung zur Vermeidung körperlicher Annäherung, bei Männern häufig zur »toten Hose«, der erektilen Dysfunktion.
28. Alkoholische Eifersucht: Infolgedessen neigen Betroffene oft zu eifersüchtigen Reaktionen und unterstellen dem Partner Untreue. Ihre eigene Unattraktivität überspielen sie damit.
29. Morgendliches Trinken: Der nach dem Trinken über Nacht abgesunkene Alkoholspiegel verlangt nach Nachschub. Ebenso produziert die wachsende Angst, den Alltag nicht mehr bewältigen zu können, das morgendliche Trinken. Der Trinker tritt in die chronische Phase seines Leidens ein.

30. Ununterbrochener Alkoholeinfluss: Alle guten Vorsätze helfen nicht mehr. Der Körper schreit nach Alkohol. Der Alkoholiker trinkt über Tage hinweg.
31. Zusammenbruch individueller Wertvorstellungen: Der Alkoholiker ist nicht mehr in der Lage, private und berufliche Verantwortlichkeiten wahrzunehmen. Er wird im Wortsinne asozial.
32. Beeinträchtigung des Denkens: Berufliche und private Fehlentscheidungen nehmen zu. Die intellektuelle Leistungsfähigkeit bewegt sich knapp über der Nulllinie.
33. Psychische Entzugserscheinungen: Panische Ängste und innere Unruhe bestimmen den Alltag. Sie sind auf Dauer auch mit erhöhtem Alkoholeinsatz nur kurzfristig zu überspielen, nicht zu heilen.
34. Körperliche Entzugserscheinungen: Dazu zählen der Tremor, zitternde Hände, das »Mandolinenfieber« genannt. Schweißausbrüche, Schwindel, Erbrechen.
35. Veränderungen bei der Wahl der Trinkgesellschaft: Nun trinkt der Kranke mit Personen »unter ihm«, er sackt gesellschaftlich ab.
36. Zuflucht zu alkoholhaltigen Ersatzstoffen:

Falls kein Alkohol zur Verfügung steht, greift der Süchtige zu Kölnisch-Wasser, alkoholhaltiger Medizin, Melissengeist, Spiritus, Franzbranntwein und ähnlichen Surrogaten.

37. Massives Entzugssyndrom: Hier ist die Entzugssymptomatik so bedrohlich, dass ärztliche Hilfe, gegebenenfalls auch eine Krankenhauseinweisung erforderlich ist.
38. Internistische und neurologische Folgeerkrankungen sind, wie bereits angedeutet: Lebererkrankungen, Entzündung der Bauchspeicheldrüse und des Verdauungssystems, Stoffwechsel- und Elektrolytstörungen, Diabetes mellitus, Muskelkrämpfe, Herzinfarkt, Schlaganfall, schlecht verheilende Hauterkrankungen, Blutarmut, Infektanfälligkeit, Herz- und Lungenerkrankungen. Ferner Schädigung des sensiblen Nervensystems wie die so genannte Polyneuropathie, Kribbeln- und Taubheitsgefühl wie Kraftminderung oder Lähmung, schließlich irreparable Zerstörung der Hirnzellen.
39. Trinken wird Besessenheit: Nun nimmt der Kranke für das Trinken alle Folgen in Kauf. Es gibt nur noch seine Sucht.
40. Entzugsbedingte Krampfanfälle: Wird dem

Trinker in dieser finalen Phase seiner Suchtkrankheit der Alkohol, etwa durch plötzlichen Entzug, entzogen, kann es zu Krampfanfällen bis zum Verlust des Bewusstseins kommen. Die Situation wird lebensbedrohlich.

41. Suizidgedanken: Die Verzweiflung, die Situation nicht mehr zu bewältigen, führt zu Überlegungen, manchmal auch zu dem Versuch, sich das Leben zu nehmen.
42. Schwindende Alkoholtoleranz: Bereits bei der Einnahme geringer Mengen Alkohol fühlt sich der Kranke betrunken. Er trinkt noch gieriger.
43. Keine Erklärungen mehr: Der Betroffene kann an seine eigenen Beschwichtigungen der Sucht nicht mehr glauben. Er spürt, dass sein Trinken über ihn Gewalt hat und sein Leben verpfuscht. Diese Einsicht bietet andererseits die Chance, sich Hilfe zu holen.
44. Delirium: wahnhafte Vorstellungen, Halluzinationen, schwere Störungen des Herz-Kreislaufsystems, Atemprobleme.
45. Ohne ärztliche Hilfe droht der Tod. Diese Denkstörungen und den körperlichen Zusammenbruch des Delirs beschreibt Ilse als das bittere Endstadium ihres Mannes.

Wenn man dieses gnadenlos präzise Schema des amerikanischen Physiologen Elvin Morton Jellinek (1891–1964) studiert, kann man das Drama Alkohol und die Schicksalsgemeinschaft der Suchtfamilie nicht mehr auf die leichte Schulter nehmen. Jeder Betroffene kann bei der Lektüre dieses Fragebogens selbst beurteilen, ob er alkoholgefährdet, alkoholkrank ist und in welchem Stadium der Selbstschädigung er angelangt ist.

Wer abhängig trinkt, ist im Labyrinth seines Lügensystems gefangen. Das Schlimmste ist, dass er nicht nur seine Umgebung, sondern vor allem sich selbst belügt. Im Verlauf seiner Krankheit hat er die Eigenverantwortung und Fähigkeit zur Selbstregulation abgegeben. Der bekannte Psychiater und Psychotherapeut Walther H. Lechler (1923–2013) hat als früherer Chefarzt der Fachklinik für Psychosomatische Medizin in Bad Herrenalb wesentlich dazu beigetragen, das 12-Schritte-Programm der Anonymen Alkoholiker und deren Selbsthilfegruppen in Deutschland wirkmächtig zu machen. In seiner Studie »Nicht die Droge ist's, sondern der Mensch« (1990) stellt er das Grundproblem des Alkoholismus mit folgenden Worten richtig: »Ich möchte es als einen folgenschweren Irrtum bezeichnen, dass der so genannte ›Süchtige‹ als Sklave der Droge bzw. des Alkohols angesehen wird. Es ist umgekehrt so, dass derjenige, der als Süchtiger sich dem Leben nicht zu stellen vermag, sich stellvertretend Sklaven anheuert, die für ihn das besorgen müssen, wozu er sich selbst nicht in der Lage fühlt. Meist haben die Sklaven ›Drogen‹ und ›Alkohol‹ und auch die vielen anderen Äquivalente zur größten Zufriedenheit für die Sklavenhalter gearbeitet. Dieser war dadurch nicht mehr gezwungen, sein Erfahrungs- und Lerndefizit, die Ursache seines Un-Vermögens im Leben, durch lernendes Suchen und Bemühen aufzufüllen. Die Sklaven gleichen scheinbar das Defizit für ihn aus. So erfährt er auch nicht mehr die drohende und sogar quälende Not-Wendigkeit, sich einem oft mühseligen Lernprozess zu stellen. Dadurch vergrößert sich mehr und mehr sein Lern- und Erfahrungsdefizit. Je größer also die Diskrepanz wird zwischen Lebensanforderung und Problemlösungsfähigkeit, umso größer muss der ›Sklaveneinsatz‹ werden.«

Das Gefängnis

Für den Alkoholsüchtigen, der zu Beginn seiner Suchtentwicklung gelernt hat, dass er durch häufiges Alkoholtrinken seine unangenehmen Verstimmungen beseitigen kann, wird es im Laufe der Monate oder Jahre zu einem fest eingeschliffenen »bedingten Reflex«, bei allen unerwünschten Schwankungen seiner Stimmung zum Glas zu greifen, um so Erleichterung zu finden.

Rüdiger Tessmann
Die Süchtigen unter uns.
Menschen im Alkohol- und Tablettenrausch
(1973)

Der Alkoholkranke, aber auch sein co-abhängiger Partner mauern sich, bewusst oder unbewusst, ein seelisches Gefängnis. Ilse beschreibt es so: »Es gelang keinem von uns, auch nicht beim Auszug, bei dem er half, die künstlich errichtete Wand, die zwischen uns stand, zu durchdringen. Wir sahen jeder die tiefe Not, die Einsamkeit und Verletztheit des anderen, aber es gab keinen Durchbruch, kein erlösendes Wort.«

Man kann es als das Gefängnis oder, wie bereits öfter angedeutet, den Teufelskreis nennen – es kommt auf das Gleiche hinaus. Die Selbstisolation des Trinkers, eine Mischung aus Hilflosigkeit, Trauer, Wut, Schuldzuweisungen und Selbstmitleid, ist total. Keiner hat es so in seiner pathologischen Ausweglosigkeit beschrieben wie der französische Fliegerpoet Antoine de Saint-Exupéry (1900 – 1944) in seiner philosophischen Parabel »Der Kleine Prinz«. Da trifft der empfindsame Wunderknabe auf seiner Flucht vor der arroganten Rose auf einen Planeten, auf dem ein einsamer Säufer wohnt. Der Besuch ist kurz, aber er taucht den kleinen Prinzen in Schwermut:

»Was machst du da?«, fragte er den Säufer, den er stumm vor einer Reihe leerer und vor einer Reihe voller Flaschen sitzend antraf.
»Ich trinke«, antwortete der Säufer mit düsterer Miene.
»Warum trinkst du?«, fragte ihn der kleine Prinz.
»Um zu vergessen«, antwortete der Säufer.
»Um was zu vergessen?« erkundigte sich der kleine Prinz, der ihn schon bedauerte.
»Um zu vergessen, dass ich mich schäme«, gestand der Säufer und senkte den Kopf.

»Weshalb schämst du dich?« fragte der kleine Prinz, der den Wunsch hatte, ihm zu helfen. »Weil ich saufe« endete der Säufer und verschloss sich endgültig in sein Schweigen.

Und der kleine Prinz verschwindet bestürzt.

Das Schicksal des co-abhängigen Partners ist es, dieses Gefängnis der Hoffnungslosigkeit unwillig, aber freiwillig zu teilen. Walther Lechler konstatiert in der bereits zitierten Studie: »So fahren sie jahre- und jahrzehntelang blind vertrauend, hoffend, leugnend, liebend auf dem Karussell der Misere mit. Im Herzen tragen sie die Überzeugung: Meine Liebe wird es schon schaffen. – Keiner der Außenstehenden bemerkt, wie die unmittelbar Mitbetroffenen fassungslos, ratlos, entsetzt, verzweifelt, hilflos, resigniert, zutiefst verletzt, rasend vor Wut, Todeswünsche im Herzen, sogar schlussendlich bereit – geschüttelt vor Abscheu vor sich selbst –, den anderen im Erbrochenen ersticken zu lassen …«

Dies erträgt auch jahrelang die Gefährtin des Schriftstellers Ernst Herhaus, vom Autor schonend mit dem Pseudonym »Schneeflocke« geschützt. In seinem biografischen Bericht

»Kapitulation. Aufgang einer Krankheit« (1977) beschreibt der renommierte Schriftsteller (»Die Homburgische Hochzeit«) seine mit 22 Jahren beginnende Trunksucht: »Ich schüttete Alkohol auf meinen Ekel vor mir selber, aber ich fühlte meine Lüge«. Er schlug sich als Bettler in den europäischen Großstädten durch, bis er sich im Entzug in der psychosomatischen Klinik Bad Herrenalb und einer Selbsthilfegruppe rettete. Seine Darstellung seines physischen und psychischen Zusammenbruchs gehört zum Furchtbarsten und Schonungslosesten in der Bekenntnisliteratur von Alkoholikern, von Jack London (»König Alkohol«) über Johannes Mario Simmel (»Bis zur bitteren Neige«) und Benjamin von Stuckrad-Barre (»Panikherz«). Schriftstellern wie Joseph Roth, Ernest Hemingway wurde der Alkohol zum tödlichen Schicksal. Ernst Herhaus, der 2010 in Kreuzlingen/Schweiz starb, schildert einen seiner zahlreichen und lebensgefährlichen Abstürze mit kompromissloser Drastik:

»Nach dreißig Tagen baute ich den Rückfall. Er war so schmutzig, dass ich unsere Wohnung kurz- und kleinschlug, mir alle Kleider vom Leib riss und dann feststellte, dass ich keine Roth-Händle

mehr hatte. Nackt und betrunken und im Zorn ging ich in den Aufzug und fuhr hinunter und betrat das Café-Haus im Erdgeschoss unseres Hauses, ging zum Inhaber und ließ mir zwei Mark geben, ging zum Automaten und ließ mir Zigaretten raus. Dann merkte ich, dass ich nackt war … Ich war bereits im Absturz, und mein Gedächtnis speicherte jede Einzelheit. Schneeflocke war aus der Wohnung geflüchtet. Allein und nackt inmitten der Wohnungstrümmer überkam mich Furcht. Bleierne Furcht. In dieser Furcht überwältigte mich der Ekel vor mir selber, und ich nahm mir vor, mich umzubringen. Ich nahm Antabus (Disulfiram zur Unterstützung der Abstinenz – M. J.) *und wartete ein paar Stunden. Dann ging ich in eine Beisl* (kleine Kneipe – M. J.) *und trank Schnaps und Bier. Sofort die Kaninchenaugen, die Atemnot. Ich trank weiter, dachte: ›Zieh's durch, mache ganze Sache, wenn du hier umfällst und tot bist, stört's weiter keinen.‹ Ich trank nicht. Ich stürzte Schnaps und schüttete Bier. Das Gegenteil von dem, das ich erwartet hatte, trat ein: Der Alkohol schwemmte die Wirkung des Medikamentes schließlich fort. Da wusste ich, dass ich nie mehr von der Sucht loskommen würde, und verließ das Beisl, um mich aufzuhängen.«*

Herhaus suchte ein Münchner Ruinengrundstück auf: »*Es war Nacht. Unterwegs dachte ich: ›An einer bestimmten Stelle dort wirst du einen Strick finden, dort liegt ein Strick.‹ Ich kam auf das Ruinengrundstück und im Schein der Straßenlampen ging ich zu jener Stelle, und dort lag er, der Strick. Ich sah mich um auf dem Grundstück. Das Halblicht aus Nacht- und Bogenlampen tat meinen kranken Augen weh. Ich nahm die Sonnenbrille ab und zertrat sie. Baumeln, ja, aber ohne Sonnenbrille. Dann sah ich den eisernen T-Träger, der aus einem Mauerrest ragte. Ich hob den Strick auf und trat an den Träger. Schon beim ersten Wurf hing der Strick, ich zog die Enden zusammen, hing mich mit beiden Fäusten daran, um die Festigkeit des Eisens im Gemäuer zu prüfen. Sie reichte für mich.*«

Da kam die Wende: »*Ich suchte etwas, um mich darauf zu stellen. Da sagte eine Stimme in mir, und zwar meine eigene Stimme: ›Dein Selbstmord ist keine Lösung. Er ist ein Mordversuch an einem anderen und verlängert deine Qual nur ins Unendliche hinein.‹ Schon mitten im Tötungsgeschäft hielt ich ein. Mir wurden meine Schande, meine Armut und meine Mitschuld an meinem Zustand, mein sinnloser Suizid gegenüber der*

Stärke des eigenen Unrechts noch einmal bewusst.«

»Was ist meine Qual?« fragt sich der trunksüchtige Herhaus. Er antwortet sich selbst: »Deine Qual ist das von dir verursachte und vermeidbare Leid vieler anderer.« Jahre später wird er nicht nur trocken, sondern auch nüchtern. Nüchternheit, die zweite Stufe des Erkenntnisprozesses, bedeutet, sich mit sich selbst zu konfrontieren, die Wurzeln der Sucht auszureißen und ein für alle Mal vor der eigenen Hybris zu kapitulieren.

Seien wir nicht überheblich gegenüber den Süchtigen jeglicher Abhängigkeit. Aus meiner therapeutischen Erfahrung, auch aus der seelischen Durcharbeitung meines eigenen Lebens, bin ich mir sicher, dass süchtiges Verhalten ein Existenzial, eine Grundbefindlichkeit der menschlichen Existenz, darstellt.

Es ist, so würde C.G. Jung formulieren, ein Teil unserer »Schattenpersönlichkeit«. Gegenüber dem Mitbegründer der Anonymen Alkoholiker William G. Wilson, selbst trockener Alkoholiker, schrieb Carl Gustav Jung 1961: »Sehen Sie, Alkohol heißt auf Latein ›spiritus‹, und man verwendet das gleiche Wort für die höchstreligiöse Erfahrung wie auch für das verderblichste Gift. Die hilfreiche Formel ist daher: *Spiritus contra Spiritum!*«

Das bedeutet, die Geistigkeit, statt die Spirituose zu wählen. So gesehen geht es darum, den Begriff »Sucht« aus dem klinischen Umfeld des Pathologischen herauszunehmen und das Suchtverhalten als eine allgemeine und ubiquitäre, nämlich allgegenwärtige Gefährdung, Krisenanfälligkeit und Warnzeichen unserer Seele zu verstehen. Denn wo immer wir in ein süchtiges Verhalten verfallen, entfernen wir uns von uns weg, gehen wir lieblos mit uns um. In diesem Sinn ist die Reflexion über die eigene Suchtanfälligkeit ein Weg zu mehr Klarheit im Leben.

Nicht nur die Drogen Alkohol, Nikotin, Cannabis, Crack, das Schmerzmittel mit Suchtgefahr Tilidin oder Heroin sind es, die uns in Bann halten. Wie steht es mit der Arbeitssucht, der Beziehungssucht, der Sexsucht, der Helfersucht, der Kaufsucht, der Handysucht, der Computersucht, der Süßigkeitssucht, der Ess-Sucht, der Tablettensucht?

Sucht – das hat doch nichts mit mir zu tun! Ich bin kein Alkoholiker! Ich bin nicht ess-brechsüchtig! Ich nehme keine Drogen! So lenken wir entrüstet von uns ab, süchtig sind immer nur die anderen.

Aber ist mir süchtiges Verhalten wirklich fremd? Gibt es keine Abhängigkeiten und keine Zwänge in meinem Alltag?

Konto überzogen: Geld und Seele

Suchtbefallene lösen in uns große Ängste aus. Das ist etwas Unheimliches, aber das ist das Unheimliche in uns selbst. Wir ahnen, dass dieser Zustand mit uns etwas zu tun haben könnte.

Walther H. Lechler

Um es zu wiederholen: Alles, aber auch wirklich alles kann zur Sucht werden. Der Betroffene wie die Co-Abhängige sind süchtig. Zwei Fallvignetten, die erste aus meinem Buch *Seele – Sucht – Sehnsucht. Wege zur Klarheit,* mögen den ewig gleichen Zwangsmechanismus der Suchtkrankheit illustrieren.

»Ich komme mir wie ein Jäger im Dschungel der Großstadt vor«, bekannte mir Moritz (Name geändert), ein Sexsüchtiger. Der 52-jährige Versicherungsvertreter begann die Sitzung bei mir mit den Worten: »Ich ruiniere mich finanziell. Ich gefährde meine Ehe. Ich kann meinen Kindern nicht mehr in die Augen schauen.«

Dabei war Moritz ein sexuell »Spätberufener«. Als Bundeswehrsoldat schlief er zum ersten Mal mit einer zehn Jahre älteren Frau: »Es war ein Erlebnis, das mich umgeworfen hat. Bis zu diesem Zeitpunkt war ich immer noch ein linkischer, schüchterner Junge geblieben. Ich hatte Angst vor Frauen. Da ich von Kindheit auf, wegen einer Hüftgelenksluxation, leicht hinke, fühlte ich mich ›ohne Marktwert‹. Diese Frau – sie war verheiratet, brachte mich zur Ekstase. Plötzlich war meine Einsamkeit fort. Endlich fühlte ich mich außer mir versetzt. Es war die Rückkehr in den Mutterleib, die totale Auflösung, Geborgenheit pur. Das übertraf die tiefsten alkoholischen Räusche. Es war die komplette Flucht aus der tristen Realität.

Als der Mann dieser Frau auf Amerikareise war, verbrachten wir zwei Wochen miteinander. Wir sind kaum aus dem Bett herausgekommen. Mehrfach musste ich beim Orgasmus weinen vor Erschütterung und Glück. Es schien mir so, als ob ich im Schoß dieser Frau Heimat und Himmel gefunden hätte. Doch der Mann kam hinter diese Affäre. Ich bekam riesigen Ärger. Die Beziehung zerbrach. Ich war vom Schmerz zerrissen. Zugleich war ich ›mutiger‹ geworden.

Ich hatte Erfahrung, dass ich sexuell attraktiv bin. Jetzt ging ich auf die Frauen zu.«

»War es nicht schwierig, Frauen zum schnellen sexuellen Kontakt zu finden?«, fragte ich Moritz. Er erwiderte: »Ich staune eigentlich noch heute, wie viel Frauen es gibt, die nach Kontakt hungern und deswegen sofort und mühelos, im Zweifelsfall auch nur für eine Nacht, für Sex zu gewinnen sind. Das nutze ich aus. Bevor ich zu dir in die Sprechstunde kam, habe ich mir die Zahl meiner gegenwärtigen, gleichzeitigen Sexualpartnerinnen zusammengerechnet. Es sind, wenn ich mich nicht geirrt habe, vierundzwanzig Frauen. Dabei habe ich nicht die Prostituierten mitgerechnet. Während der Woche gehe ich jeden zweiten Tag zu einem Callgirl. Das geht ins Geld. Ich weiß langsam nicht mehr, wie ich diesen Sex finanzieren soll. Mein Konto ist überzogen. Meine Frau weiß nichts davon.«

»Wie kannst du denn rein zeitlich mit zwei Dutzend Frauen und Prostituierten im Zeitraum eines Monats sexuelle Kontakte unterhalten«, wollte ich wissen. Moritz erläuterte, er sei als Vertreter den ganzen Tag unterwegs und könne jederzeit ein »Schäferstündchen« einlegen. »Das ist mir im Laufe der Jahre eine Besessenheit geworden, von der ich nicht ablassen kann. Längst stellt sich das Glücksgefühl von damals, mit der Frau aus der Bundeswehrzeit, nicht mehr ein. Ganz im Gegenteil, die Katerstimmung folgt dem Sex auf dem Fuß. Ich fühle mich rastlos und getrieben, aber ohne diesen permanenten Sex kann ich nicht mehr leben.«

»Wie lebt deine Frau mit deiner Sucht?«, fragte ich weiter. Moritz brachte das eheliche Elend auf den Begriff: »Anfänglich habe ich sie ganz massiv sexuell bedrängt. Morgens, in der Mittagspause und abends wollte ich sie zum Beischlaf zwingen. Eine Zeit lang hat sie mitgemacht. Dann hat sie sich gewehrt. Ich habe sie so unter Druck gesetzt, dass sie mittlerweile nur noch einmal, am Wochenende, mit mir schläft.

Sie steckt voller Groll gegen mich. Wie sprechen nicht mehr darüber, aber unsere Beziehung ist zerrüttet. Ich gebe ihr keine Zärtlichkeit. Sie verschließt sich. Unsere beiden Kinder sind selbstständig. Sie sitzt den ganzen Tag zu Hause und putzt und putzt und putzt. Jeden Tag reinigt sie die gesamte Wohnung nass und anschließend mit dem Staubsauger. Küche, Bad und Toilette sehen aus wie Operationssäle, beinahe aseptisch. Ich darf in der Wohnung nur mit Strümpfen laufen. Sie ist ein Putzteufel. Das war sie am Anfang nicht.«

Die letzten beiden Sätze lassen aufhorchen. Ganz offensichtlich war Moritz Frau am Anfang eine normale lebenslustige Frau mit Freude an der Lust. Jetzt verweigerte sie sich, begreiflicherweise. Darüber hinaus ist sie augenscheinlich putzsüchtig und zwanghaft geworden. Mit nichts können gerade Frauen mehr die innere Leere füllen als mit krankhaftem Putzen. Fast hat es den Anschein, als ob sie damit unbewusst den ganzen Beziehungsdreck abschrubben wollen.

Moritz Frau handelte nicht, sie blieb co-abhängig. Sie war ebenfalls süchtig.

Moritz, so ergaben die Sitzungen, hatte keine Hobbys und geistige Leidenschaften: »Zum Lesen finde ich keine Ruhe und meine CDs habe ich verschenkt. Nicht einmal ins Kino gehe ich mehr. Ich bin viel zu unruhig dazu. Von meinem Beruf verstehe ich etwas. Er bringt mir auch gutes Geld, aber er erfüllt mich nicht. Ich wäre gerne Apotheker oder Arzt geworden, durfte aber nicht studieren, weil mein Vater zu diesem Zeitpunkt alles Geld in seinen Hausbau steckte. Als das Haus fertig war, starb er an Gehirnschlag. Das hatte er nun davon.«

Man braucht kein Therapeut zu sein, um zu sehen, wie viel hier bei Moritz und seiner Frau zur Verarbeitung, Klärung, zum Verzeihung-Bitten und Vergeben, zur neuen Lebensorientierung ansteht. Der Dichter Oscar Wilde sagte einmal: »Sich selbst zu lieben, ist der Beginn einer lebenslangen Romanze.« Wenn Moritz das gelungen wäre, bräuchte er nicht länger aus der Sexualität eine Sucht zu machen.

Diese missbräuchliche, promiskuitive Sexualität ist das sicherste Mittel, die Nähe zu vermeiden. Man kann Nähe zweifach vermeiden – durch Rückzug oder durch eine Überfülle oberflächlicher Kontakte. Kontakte, in denen man selbst nicht mit dem Herzen dabei ist und den anderen zur Sache macht, zum Sexualobjekt, ihn instrumentalisiert. Ich habe Moritz den Gang zur Selbsthilfegruppe der Anonymen Sexsüchtigen (AS) und eine stationäre Therapie in einer Fachklinik geraten. Leider hörte ich nie wieder etwas von ihm. Aber noch heute spukt mir Moritz, der liebenswerte und charmante Züge hatte, im Kopf herum.

Ein ähnlich ruinöses Beispiel habe ich in

einem von Stefan Willeke brillant geführten Interview in der Hamburger Wochenzeitung DIE ZEIT (24.09.2020) gefunden. Es handelt sich um den berühmten Sportreporter Werner Hansch aus dem Ruhrgebiet. Viele haben den inzwischen 82-Jährigen in der TV-Show im *Big Brother-Container* kennengelernt. Er war um die siebzig Jahre alt, als er spielsüchtig wurde. Werner Hansch: »Bei meinem ersten Besuch im Wettladen habe ich 20 Euro auf ein Rennpferd gesetzt – und das Pferd hat gewonnen. Das war ja die Tragik: Ich habe gewonnen, und das Wettfieber setzte ein.«

Von da an spielte er süchtig. Er setzte auf Pferderennen in England, Irland und Frankreich und studierte Fachblätter. Er verheimlichte die Sucht vor seiner Frau. Dann flog er auf. »Eines Abends im Herbst 2017, als meine Partnerin schon schlafen gegangen war, habe ich im Wohnzimmer all meine Wettscheine ausgepackt und mich auf die Pferderennen des nächsten Tages vorbereitet. Darüber muss ich im Sessel eingeschlafen sein. Als ich in der Nacht aufwachte, stand meine Partnerin vor mir, sie war völlig entgeistert. Sie rief: ›Werner, was machst du da?‹«

Mit allen Mitteln versuchte die Lebensgefährtin, mit der er 32 Jahre lang zusammengelebt hatte, ihn von der Wettsucht abzubringen. Es flogen Teller und Tassen. Sie schlug ihn. Dann, im März 2019, stieg sie aus der – unmöglichen – therapeutischen Rolle der Partnerin aus. Sie verließ ihn. Eine Katastrophe für Werner Hansch: »Ich war 80 Jahre alt und plötzlich allein. Das war die Hölle.«

Der wettsüchtige Werner zockte weiter. Die Stadtwerke stellten das Wasser in seinem Haus ab, weil er nicht mehr zahlungsfähig war. Er hatte enorme Schulden. Er verspielte eine halbe Million Euro und – er wurde zum Lügner. Er pumpte Freunde mit falschen Geschichten an, bis er bei dem CDU-Politiker Wolfgang Bosbach an den Falschen geriet. Er habe, so log er, einen Autounfall gebaut und wollte ihn ohne Polizei, das heißt mit Geld, regeln. Bosbach überwies 5000 Euro. Hansch zahlte nicht rechtzeitig zurück. Bosbach zeigte ihn an: »Am nächsten Morgen stand die ganze Sache schon in der Zeitung.« Der prominente Sportreporter, »die Stimme des Ruhrgebiets« genannt, war enttarnt und als Betrüger stigmatisiert.

Inzwischen betritt er keine Zockerbude mehr.

Werner Hansch ist trocken und nüchtern. Er arbeitet seine schwere Krise mit einem Therapeuten durch. Mit den 100 000 Euro Siegesgewinn der Big-Brother-Show begann er, seine Schulden abzuzahlen. »Ich schäme mich jetzt noch«, bekennt er. Auch sein Auftritt in der Show vor Millionen Zuschauern beschämte ihn. Er nahm die Scham auf sich.

Werner Hansch gibt allen Süchtigen auf ihrem Weg zur Besserung eine Ermutigung: »Es gab für mich plötzlich einen Ausweg, das ist das Wichtigste. Ich habe viele schöne Briefe von Menschen bekommen, die mir Respekt entgegenbringen, weil ich mich in meinem Alter zu einer Lebensbeichte durchgerungen habe. Die Scham hat nicht gesiegt.«

Co-Abhängigkeit: Ilse: »Ich musste aus dieser fürsorglichen Rolle ausbrechen«

Solange der Alkoholiker noch Leute hat, die ihm helfen, ob Arbeitsstelle, Freunde oder Familienmitglieder, so lange braucht er nicht mit dem Trinken aufzuhören.

Heide Nullneyer
Ich heiße Erika und bin Alkoholikerin. Betroffene und Angehörige erzählen Beispiele für die Überwindung einer Krankheit (1980)

Der Alkoholiker muss sich mit der Situation, in die er sich selbst gebracht hat, konfrontieren. Genau das vermag er meist lange Zeit nicht zu leisten. Der Partner aber auch nicht. Ilse zieht Bilanz: »Ich war der ideale Co-Partner. Beschützend. Bedienend. Bemäntelnd. Unfähig, mit diesem Zustand umzugehen. Voller Scham über diese Schande, mit einem Alkoholiker verheiratet zu sein. Voller Angst, er würde mich nicht mehr lieben, spräche ich diesen Missstand deutlich aus.«

In der Psychotherapie nennt man das ein zudeckendes Verhalten. Der Alkoholiker lügt. Seine Partnerin lügt. Sie entschuldigt ihn beim Arbeitgeber, Eltern und Schwiegereltern, Freunden, Verwandten und Nachbarn. Zwar droht sie, wenn es der süchtige Partner allzu schlimm treibt, mit Trennung samt der Kinder, mit Hausverkauf und Anzeige beim Chef, aber zuckt davor zurück. Sie geriert sich als brüllender Löwe hinter Käfigstäben.

Genau das spürt der Alkoholiker und lacht sich ins Fäustchen. Mit ihrem letztlich duldenden Verhalten, das durchaus aggressive Ausbrüche enthalten kann, ermöglicht sie dem Suchtkranken, sein destruktives Verhalten gegen sich und die Familie fortzusetzen. Inzwischen sind beide krank.

Es ist, wie Ilse ehrlich bekennt, die Tragik des helfersüchtigen Menschen. Sie besteht darin, dass er früher nicht genug bekommen hat und jetzt das, was er selbst dringend bedürfte, mit vollen Händen abgibt, bis sein Vorratssack leer ist. Dann jammert er und fühlt sich, im Sinne des Burnout-Syndroms ausgebrannt.

Der Münchner Psychoanalytiker Wolfgang Schmidbauer hat dies in seinem Klassiker »Die hilflosen Helfer« (1977) als pathologischen Altruismus, also krankhafte Nächstenliebe, beschrieben: Ihre Folgen sind, wie Ilses Misere zeigt, Schuld und Schamgefühle, Angst und Depression. Schmidbauer: »Kennzeichnend für das Helfer-Syndrom ist, dass der Betroffene die Regulation seines Selbstgefühls weniger an gegenseitige als an einseitige Beziehungen zu anderen Menschen knüpft. Da er oft schon als Kind nicht um seiner gegenwärtigen persönlichen Gefühle und Eigenschaften willen geliebt wurde, sondern wegen der Verhaltensweisen, mit denen er sich an idealisierte Vorstellungen seiner Bezugsperson anpasste, glaubt er, nur für das, was er macht, geliebt zu werden, nicht für das, was er ist.«

Wie der Süchtige die Kontrolle über den Alkohol verliert und krank wird, so ist der Co-Abhängige krank, in seinem Zwang zu helfen und im Kontrollverlust seiner Selbst. Er kann nicht mehr mit dem Helfen aufhören und ist damit ebenfalls krank. Das ist sein Teufelskreis, den er nicht zu durchbrechen vermag. Sein ganzes Denken kreist um den suchtkranken Partner wie der Trabant Mond um die Erde. Der Co-Abhängige ist zu keiner Eigendrehung mehr fähig.

Er macht sein Glück vom kranken Partner abhängig: »Wenn du nicht mehr saufen würdest, dann könnte ich glücklich sein.«

Sein neurotischer Mehrwert besteht darin, nicht die (unbequeme) Verantwortung für sich selbst zu übernehmen, sondern weiterhin als »Gutmensch« jammern zu dürfen. Das ist seine Neurose. Wie sagt das alte Psychotherapeutenwort: »Der Neurotiker zieht sein bekanntes Unglück dem unbekannten Glück vor.« Wohl bekomms!

Wer dieses schwer lösbare Dilemma des Alkoholpartners, aber auch seiner Kinder und weiteren Familienangehörigen wissenschaftlich erforscht hat, ist die amerikanische Frauenrechtlerin und Psychotherapeutin Anne Wilson-Schaef in ihrem Klassiker »Co-Abhängigkeit. Die Sucht hinter der Sucht« (1968). Sie erkannte, dass Co-Abhängigkeit eine Krankheit mit eigener Symptomatik ist, und erkannte den gesellschaftlichen Hintergrund: »So kann es auch kein Zufall sein, dass viele der Symptome, die typisch für die ›nichtbefreite‹ Frau sind, auch bei Co-Abhängigen beiderlei Geschlechts auftreten: Mangel an Selbstwertgefühl, Passivität, Vernachlässigung der eigenen Person (sowohl psychisch, emotional, spirituell als auch physisch), Widersprüchlichkeit, Verleugnen der eigenen inneren Moral, Perfektionismus etc.«

Der Alkoholiker und die Co-Abhängige (natürlich auch die Alkoholikerin und der Co-Abhängige) passen zueinander wie Schloss und Schlüssel. Anne Wilson-Schaef: »Je mehr sich der Alkoholiker bemüht, den ›Stoff‹ zu beschaffen, zu trinken und sich den Alkohol gar nicht mehr wieder wegnehmen zu lassen, desto mehr konzentriert sich der Co-Abhängige auf den Alkoholiker, auf sein Verhalten und seinen Alkoholkonsum. Mehr und mehr dreht sich bei ihm alles nur um ihn. Auch sein Verhalten ändert sich: Er fängt an, dem Alkoholiker und seinen Saufkumpanen nachzuspionieren, um so zu verhindern, dass sie sich Alkohol beschaffen, er sorgt krampfhaft für Frieden in der Familie und schränkt alle Aktivitäten außerhalb der Familie ein. Sein ganzes Leben ist völlig auf den Alkoholiker ausgerichtet. Hiermit erfüllt auch er alle Voraussetzungen für einen Suchtkranken.«

Die Co-Abhängige ist beziehungssüchtig. Da sie selbst unter Minderwertigkeitskomplexen leidet, sucht sie ihre Bestätigung bei anderen.

Ohne Beziehung fühlt sie sich als nicht vorhanden. Die Selbstaufgabe ist ihr Dauersicherheitsgurt. Sie verliert sich und wächst nicht weiter. Gleichzeitig ist sie beziehungsunfähig, weil sie keine Beziehung zu ihrem Selbst hat. Deshalb lässt sie sich von dem Kranken total vereinnahmen, ja geradezu auffressen. Es entsteht ein System verborgener Sklaverei.

Anne Wilson-Schaef: »Da übernimmt jedes Familienmitglied das Problem des Trinkers. Das ganze Leben der Familie dreht sich schließlich nur um ihn. Die Co-Abhängigen in einer solchen Familie geben dem Alkoholiker sozusagen alle Macht. Er bestimmt sie und beeinflusst ihre Stimmungen und Reaktionen. Je mehr die Krankheit fortschreitet, desto mehr vermischen sich die Grenzen.«

Das wirkt sozusagen transgenerational: Töchter von Alkoholikern stehen in erheblicher Gefahr, später einen suchtkranken Partner zu heiraten. Ihren Selbstverzicht und ihre fast unbegrenzt strapazierbare Helferrolle haben sie ja unter Schmerzen gelernt.

Die Co-Abhängige glaubt, auf Grund ihrer negativen Kindheitserfahrungen nicht um ihretwegen geliebt werden zu können. Deswegen macht sie sich unentbehrlich und fürchtet den Verlust des Partners wie der Teufel das Weihwasser. Dabei streichen sie, wie bereits erwähnt, einen makabren Krankheitsgewinn ein. Wilson-Schaef: »Schließlich leiden sie für eine heilige Sache: Sie halten die Familie zusammen. Sie versuchen es zu vertuschen, dass der Partner trinkt. Auf die Dauer führt ihr Leiden nur dazu, dass eine unerträgliche Situation viel zu lange dauert und es unnötig Zeit verstreicht, bis der Alkoholiker wirklich Hilfe erhält.«

Wie das bewegende Beispiel von Ilse zeigt, nehmen sie dabei sogar ihre Erkrankung in Kauf: »Meine Krankheit blieb mir trotz meines Aufenthalts in der psychosomatischen Klinik treu. Massiv, nach dem Motto: Ich, deine Krankheit, bleibe so lange, bis du begreifst, dass du etwas Grundlegendes ändern musst in deinem Leben.«

Die Co-Abhängige kann sich nicht abgrenzen. Sie versucht, das Unkontrollierbare zu kontrollieren: Wie Polizisten in der amerikanischen Ära der Prohibition fahnden sie nach dem versteckten Alkohol. Gleichzeitig sind sie leichtgläubig und vertrauen immer wieder auf die haltlosen Versprechungen des Alkoholkranken, sich zu bessern. Sie spielen immer noch die Rolle des »lieben Kindes« von einst und sind dabei unehrlich, weil sie lange Zeit die Wut, den Hass und die Verzweiflung in sich unterdrücken. Ihre nonnenhafte Hingabe an den kränkelnden Trinker führt zur Unterdrückung ihrer eigenen Bedürfnisse. Sie werden zu Masochistinnen.

Auch Mütter eines Trinkers können diese Rolle spielen. Die Mutter eines inzwischen fröhlichen trockenen Alkoholikers stellte diesem, wie er mir berichtete, Abend für Abend ein Wasserglas Schnaps auf den Nachttisch, damit dieser die angeblichen Schmerzen seiner angeblichen Magenverstimmung dämpfe ...

In welchen Abgrund das Leben einer Co-Abhängigen stürzen kann, schildert Melody Beattie in ihrem Weltbestseller »Die Sucht, gebraucht zu werden«. Melody war selbst alkohol- und kokainabhängig, Opfer eines frühen sexuellen Missbrauchs, Tochter einer co-abhängigen Mutter und Ehefrau des heimlichen Trinkers David Anthony Beattie. Er war selbst Drogenberater und rückfälliger Alkoholiker. Als sie dies entdeckte, organisierte sie sich Hilfe bei Al-Anon-Gruppen und erkannte ihre Co-Abhängigkeit: »Als ich ihn gehen ließ, erkannte ich langsam, dass ich nicht den Lebensweg eines anderen Menschen kontrollieren kann.«

Den aussichtslosen Kampf der Co-Abhängigen beschreibt sie mit einem grausam schneidenden Monolog ohne Punkt und Komma, der seinesgleichen sucht:

»Wir keifen, halten Strafpredigten, schreien, brüllen, weinen, betteln, bestechen, nötigen, schweben über allem, schützen, klagen an, jagen nach, rennen weg, versuchen einzureden, versuchen auszureden, versuchen, Schuld zu vermitteln, verführen, fangen, überprüfen, zwingen, zeigen, wie sehr wir verletzt worden sind, verletzen Menschen, damit sie wissen, wie man sich dabei fühlt, drohen, uns selbst zu verletzen, treiben mit der Peitsche an, stellen Ultimaten, tun Dinge für andere, weigern uns, Dinge für andere zu tun, strampeln herum, rechnen ab, jammern, lassen Wut an anderen aus, handeln hilflos, leiden mit lautem Schweigen, versuchen zu gefallen, lügen, tun gemein große Dinge, fassen uns ans Herz und drohen zu sterben, fassen uns an den Kopf und drohen verrückt zu werden, schlagen uns an die Brust und drohen zu töten, nehmen Hilfe in Anspruch, wägen unsere

Worte sorgfältig ab, schlafen mit ihm, haben Kinder mit ihm, feilschen mit ihm, schleppen ihn zur Beratung, schleppen ihn aus der Beratung, reden gemein über ihn, reden gemein mit ihm, beleidigen, verdammen, beten um Wunder, bezahlen für Wunder, gehen dahin, wohin wir nicht wollen, bleiben in Nähe, überwachen, diktieren, befehlen, beklagen uns, schreiben Briefe über ihn, schreiben Briefe an ihn, bleiben daheim und warten auf ihn, gehen hinaus und suchen ihn, rufen überall an und fragen nach ihm, fahren nachts durch dunkle Straßen und hoffen, ihn zu finden, jagen nachts durch dunkle Straßen und hoffen, ihn zu fassen, rennen nachts durch dunkle Straßen, um von ihm wegzukommen, bringen ihn heim, behalten ihn daheim, schließen ihn aus, ziehen weg von ihm, ziehen zu ihm, schelten, üben Druck aus, raten, erteilen Lektionen, sind streng, beharren, forschen nach, deuten an, durchsuchen Taschen, schauen in Brieftaschen, durchsuchen Schubladen, fühlen in Handschuhfächer, schauen in der Toilette in den Wasserkasten, versuchen, in die Zukunft zu schauen, durchsuchen die Vergangenheit, rufen Verwandte an, erörtern, klären Dinge ein für alle Mal, klären sie wieder und wieder, bestrafen, belohnen, geben fast auf, versuchen es umso intensiver ... Die Liste mit ähnlichen Manövern wäre endlos weiterzuführen, aber manche habe ich vergessen – oder noch nicht ausprobiert.«

Millionen Süchtige entsprechen Millionen Co-Abhängigen. Ihnen bleibt nichts anderes übrig, als, wie Ilse schreibt, »aus der fürsorglichen Rolle auszubrechen«. Aber zuerst müssen sie überhaupt erkennen, dass nicht nur der Alkoholkranke, sondern auch sie selbst das Problem sind.

Der Psychiater und Psychotherapeut Helmut Kolitzos, selbst früher Chef zweier Entwöhnungskliniken, hilft ihnen dabei in seinem eindrucksvollen Werk »Die Liebe und der Suff ... Schicksalsgemeinschaft Suchtfamilie« (1997). Er erstellte 22 Fragen nach der Co-Abhängigkeit. Sollte die Leserin mehr als acht Fragen mit »Ja« beantworten, ist dies nach Kolitzos »ein deutlicher Hinweis, dass Sie in das Leben eines anderen Menschen in einer Art verwickelt sind, die Ihnen nicht guttut«.

1. Haben Sie schon häufiger mit Ihrem Partner getrunken, damit er nicht im Lokal »versackt«?
2. Fühlen Sie sich stark, wenn der Abhängige sich schwach fühlt?
3. Werden Sie von der Verwandtschaft oder der Nachbarschaft gelobt, weil Sie so tapfer sind?
4. Fühlen Sie sich zum Lügen und Decken von Unregelmäßigkeiten gezwungen, weil Sie Ihren Partner nicht ausliefern wollen?
5. Hängen Ihre Gefühle sehr stark von der Situation des Partners ab?
6. Kümmern Sie sich um alles, weil der Partner es nicht mehr kann?
7. Haben Sie Angst, der Abhängige könnte aggressiv werden, wenn Sie mit ihm über Alkohol (Drogen, Medikamente, Glücksspiel etc.) sprechen?
8. Vermeiden Sie es, mit anderen Leuten über das Trinkproblem Ihres Partners zu sprechen?
9. Haben Sie Ihrem Partner zum Beispiel schon mal mit Scheidung gedroht, weil er so viel trinkt?
10. Ärgern Sie sich, weil Ihr Partner Ihre Ermahnungen nicht ernst nimmt?

11. Wünschen Sie sich manchmal den Tod des Partners?
12. Haben Sie häufiger das Gefühl, dass Sie gegen den alkoholabhängigen Partner machtlos sind?
13. Haben Sie häufiger schon Drohungen, die Sie dem Betroffenen gegenüber ausgesprochen haben, nicht wahrgemacht und vergessen?
14. Haben Sie das Gefühl, dass der Alkohol (oder Ähnliches) eine immer wichtigere Rolle in Ihrer Partnerschaft spielt?
15. Übernehmen Sie zunehmend Aufgaben, die eigentlich Ihr Partner ausführen könnte?
16. Nehmen die Trennungsgedanken zu oder feste Formen an?
17. Sind Sie in letzter Zeit häufiger deprimiert und verzweifelt, weil sich am Trinkverhalten des Partners nichts ändert?
18. Sind Sie wegen psychosomatischer Beschwerden in ärztlicher Behandlung?
19. Wissen Sie manchmal nicht, woher Sie das Geld für den Haushalt nehmen sollen?
20. Wechseln Ihre Gefühle für den Partner häufiger zwischen tiefem Hass und großer Liebe?

21. Haben Sie das Gefühl, dass Ihr Partner noch tiefer abrutscht, wenn Sie ihn verlassen?
22. Wissen Sie nicht mehr, wie es weitergehen soll, weil Sie so verzweifelt sind?

Nur wenn die Co-Abhängige in sich selbst Heimat, ein klares Profil und Selbstabgrenzung gefunden hat, kann sie den Inszenierungen und Manipulationen des Alkoholkranken erfolgreich widerstehen. Der schlesische Arzt Johann Scheffler hat dies unter seinem Dichternamen Angelus Silesius (1624–1677) in seinem Sprüche-Buch »Der cherubinische Wandersmann« so ins Bild gerückt:

Nichts ist, das bewegt,
du selber bist das Rad,
das aus sich selbsten läuft
und keine Ruhe hat.

Hilfe durch Nichthilfe: »Ich ging zu AL-ANON. Ich war nicht allein«

Konsequent sein in der Liebe ist für alle Beteiligten schwierig. Das schmerzt wie ein chirurgischer Eingriff. Es ist genauso notwendig.

Toby Rice-Drews
Was tun, wenn der Partner trinkt? Ein Mutmachbuch für Frauen (2003)

Wie kann frau dem Süchtigen helfen? Durch ihre verstärkte Liebe? Nein. Sie ist ja selbst hilfebedürftig. Pia Mellody diagnostiziert in ihrem Buch »Verstrickt in die Probleme anderer. Über Entstehung und Auswirkung von Co-Abhängigkeit« (2009) das Problem so: »Wenn wir das Leben anderer wichtiger nehmen als unser eigenes, wenn wir uns um andere kümmern und uns selbst dabei vernachlässigen, so dass wir unter körperlichen und unter seelischen Störungen leiden, dann wird das heute als Co-Abhängigkeit bezeichnet.«

Bei einer so schweren Suchtkrankheit wie dem Alkoholismus geht es um Tod und Auferstehung – beider! Der Süchtige ist ein lebender Toter. Sein Alltag ist quälend und sinnlos geworden. Die Co-Abhängige vegetiert nur noch als Schmerzensfigur. Hier wird ein entscheidender Schritt und Schnitt notwendig. In der Suchttherapie nennt man das die *Kapitulation.* Der Alkoholkranke muss erkennen: »So geht es nicht mehr weiter. Das Suchtmittel ist stärker als ich. Ich schaffe es nicht alleine. Ich brauche fachliche Hilfe und wochen- ja monatelange Zeit, mich auf neue Füße zu stellen.

Mit dem Rezept des ›kontrollierten Trinkens‹ ist es nicht getan. Nur mit medizinischer Hilfe, Einzel- und Gruppentherapie komme ich aus dem Labyrinth meiner Selbstvergessenheit, des körperlichen Zerfalls und der Isolierung heraus.«

Die Co-Abhängige kann ihm dafür keine Hilfe geben. Sie selbst stellt ja mit ihrer ständigen Nachgiebigkeit und Duldung die Falle für den Alkoholiker dar. Sie muss sich von ihrer langjährigen Illusion, den Süchtigen »bessern« zu können mit einem dramatischen Nein lösen. Das nennt man in der Suchttherapie die »Hilfe durch Nichthilfe«. Im Gegenteil, die Frau muss ihn unter schärfsten sozialen Druck setzen: »Wenn du bis zum Jahresende nicht in eine Klinik gehst, verlasse ich dich. Du musst wählen zwischen mir und der Flasche.« Es geht darum, ohne Wenn und Aber die Entwöhnungsbehandlung zu erzwingen.

Was das bedeutet, klingt zunächst ungeheuerlich und als ein Schlag gegen die Liebe. Toby Rice-Drews sagt es deutlich: »Konsequente Liebe bedeutet, den Alkoholkranken so lange leiden zu lassen, bis er bereit wird, Hilfe anzunehmen. Es bedeutet, seine Krisen zuzulassen, ohne ihm die schmerzlichen Konsequenzen daraus zu ersparen. Es bedeutet, dass, wenn er sehr leidet, Sie ihm nicht helfen. Andernfalls bekäme er niemals den Impuls, wirkliche Hilfe zu suchen. Es hat noch nie einen Alkoholabhängigen gegeben, der eines schönen Morgens aufwachte, sich räkelte und lächelnd sagte: ›Ab heute trinke ich nicht mehr!‹ Niemand sucht Hilfe, wenn er nicht leidet.«

Der Co-Abhängige selbst muss durch die Hölle seiner Angst und den gewohnten verhängnisvollen Umgang mit dem kranken Partner gehen und ein Neuland betreten. Drews gibt dazu alltagstaugliche Tipps: »Sie müssen nicht beurteilen, ob er alkoholabhängig ist oder nicht. Schütten Sie seinen Schnaps nicht weg. Haben Sie keine Angst, ihn zu verlieren, wenn Sie sich ändern. Hören Sie auf, mit ihm zu streiten. Steigen Sie nicht zu ihm ins Auto, wenn er getrunken hat. Konfrontieren Sie ihn. Gehen Sie weg, wenn er körperlich oder mit Worten gewalttätig wird. Vergessen Sie nicht: Alkoholabhängigkeit ist eine Krankheit! Lügen Sie seinen Vorgesetzten nicht mehr an. Suchen Sie für sich Hilfe – obwohl er der Alkoholkranke ist. Brechen Sie aus Ihrer Isolation aus. Kreisen Sie nicht länger nur um Ihren Partner. Hören Sie auf, ihm zu erklären, wie er trocken werden kann – hören Sie auf, gegen die Wand zu reden. Erwarten Sie nicht, dass er nüchtern wird. Hören Sie auf, ihm in Kneipen nachzuspionieren, und haben Sie keine Angst, dass er Sie verlässt, wenn es ihm besser geht.«

Stattdessen ist für die Co-Abhängige das Mittel der Wahl, die Selbsthilfegruppe AL-ANON aufzusuchen. Da finden sich die Angehörigen der Alkoholiker. Sie sind die besten Experten. Sie haben alle Illusionen verloren. Sie haben sich frei gemacht. Sie jammern nicht mehr – sie kämpfen für ihr eigenes erfülltes Leben. Sie bestärken sich gegenseitig. Was in der Gruppe gesagt wird, ist vertraulich und darf nicht nach außen getragen werden.

In Deutschland gibt es schätzungsweise rund 7000 Selbsthilfegruppen für Abhängige und ihre Angehörigen mit mehr als 120 000 Mitgliedern. Jede und jeder kann, ob Alkoholkranker oder Angehöriger, entscheiden, in welcher Gruppe und in welchem Programm er/sie sich gut wiederfindet. Da gibt es auch die Arbeiterwohlfahrt, das Blaue Kreuz Deutschland oder das Blaue Kreuz in der evangelischen Kirche, die Guttempler und der Kreuzbund. Selbsthilfe und fachliche Hilfe schließen sich dabei nicht aus, sondern ergänzen sich. Ihre Teilnahme ist kostenlos, die Treffen in der Regel wöchentlich. Die Adressen vor Ort sind der Tageszeitung und im Internet zu entnehmen. Für die Kinder von Alkoholkranken gibt es die Selbsthilfegruppe der AL-ATEEN.

Der Alkoholkranke selber findet in der Selbsthilfegruppe Mut zur Kapitulation und zum Eingeständnis: »Ich heiße Franz und bin Alkoholiker.« Er spürt zum ersten Mal in seinem Leben, dass er nicht mehr beschimpft, sondern freundschaftlich aufgenommen wird. Das ist ein Heilfaktor allererster Güte. In der Selbsthilfegruppe kann er den Mut zur Klinikeinweisung finden oder nach dem Aufenthalt den tapferen Kampf um das Trockenbleiben aufnehmen. Es geht darum und nur darum, immer wieder aufs Neue 24 Stunden trocken zu bleiben und dem ersten Glas Alkohol zu widerstehen. Wo könnte er das besser als in der solidarischen Gemeinschaft von Gestrauchelten und Wiederauferstandenen.

Richard Beauvais, ein Franco-Amerikaner, der als einer der Urväter der Selbsthilfeprogramme und Mitbegründer der Selbsthilfegruppe Daytop gilt, hat dies 1964 gefühlsstark ausgedrückt. Das gilt für jeden von uns, der aus dem Gefängnis des einsamen Ichs in die Gemeinschaft der Menschen aufbricht:

Wir sind hier, weil es letztendlich kein Entrinnen vor uns selbst gibt. Solange der Mensch sich nicht selbst in den Augen und Herzen seiner Mitmenschen begegnet, ist er auf der Flucht. Solange er nicht zulässt, dass seine Mitmenschen an seinem Innersten teilhaben, gibt es für ihn keine Geborgenheit. Solange er sich fürchtet, durchschaut zu werden, kann er weder sich selbst noch andere erkennen – er wird allein sein. Wo können wir einen solchen Spiegel finden, wenn nicht in unserem Nächsten? Hier in der Gemeinschaft kann ein Mensch erst richtig klar über sich werden und sich nicht mehr als den Riesen seiner Träume oder den Zwerg seiner Ängste sehen, sondern als Mensch, der als Teil eines Ganzen zu ihrem Wohl seinen Beitrag leistet. In solchem Boden können wir Wurzeln schlagen und wachsen. Nicht mehr allein – wie im Tod –, sondern lebendig als Mensch unter Menschen.

Heilung gibt es nur in der Begegnung. Der Mensch ist dem Menschen nicht nur ein Wolf, wie das römische Sprichwort »homo homini lupus« besagt. Der Mensch ist dem Menschen auch Medizin. Angst, Einsamkeit und Krise sind in unserem Sprachschatz negativ besetzt. Doch das ist nur die eine Wahrheit. Vom Entwicklungsgedanken des Lebens aus gesehen, dürfen wir auch von einem *Lob der Angst*, einem *Lob der Einsamkeit* und einem *Lob der Krise* sprechen.

Angst, Einsamkeit und Krise sind die schmerzhaften Wehen und Geburtshelfer des Neuen in unserem Leben. Die Krise ist das Movens der entscheidenden Ermunterung zur

Arbeit am Charakter. Das müssen wir nicht im Alleingang bewältigen.

Wie erkannte Ilse doch: »Ich ging zu AL-ANON. Ich war nicht allein.«

Hilferufe der Seele oder Die Suche nach dem Sinn

Was kann ich wissen?
Was soll ich tun?
Was darf ich hoffen?
Was ist der Mensch?

Immanuel Kant
Vorlesungen zur Logik (1765)

In den Selbsthilfegruppen darf gelacht werden. Ich empfinde trockene Alkoholiker als prachtvolle Menschen. Sie sind voller Selbstkritik, Demut, Dankbarkeit, aber auch von wiedergewonnener Lebenslust und sarkastischem Humor. Einer zitierte mir »Des Säufers Nachtgebet«:

Müde bin ich, geh zur Ruh,
decke meinen Bierbauch zu.
Vater, lass den Kater mein
Morgen nicht so grausam sein!
Und dann schenk mir neuen Durst,
alles andere ist mir Wurst.

Oder auch den Spruch: »Wo früher eine Leber war, ist heute eine Minibar.« Schließlich: Fragt der Arzt den Alkoholiker: »Wie viel trinken Sie denn so?« »Wenig, Herr Doktor, das meiste verschütte ich.« Noch schlimmer: »Zu Wein esse ich immer Chips. Dann werden die Kalorien besoffen, torkeln durch den Magen und können sich nicht an den Hüften festhalten.«

Hinter jeder Sucht steckt eine Sehnsucht, ein nicht gelebtes Leben. Die Lyrikerin Kristiane Allert-Wybranietz hat das einmal so, in epigrammatischer Kürze, ausgedrückt:

Drogensucht
Habsucht
Eifersucht
Herrschsucht
Geltungssucht
Ess-Sucht
Nikotinsucht
Vergnügungssucht
Sehnsucht

Wenn ich erfüllt in Liebe und schöpferischer Gestaltung meines Daseins lebe, brauche ich nicht die Sucht, und die Sucht braucht mich nicht. Ich kann jedoch nicht reflektionslos vor mich hin leben, die Zeit totschlagen und mich nicht um die »letzten Dinge« kümmern. Ich muss, gleichgültig ob ich eine säkulare oder religiöse Weltanschauung habe, den Sinn meines Lebens und meine Aufgabe auf diesem Planeten klären. Ich muss mit Immanuel Kant für mich die philosophischen vier Grundfragen stellen und versuchen, sie zu beantworten nach dem Wissen, dem Tun, der Hoffnung in meinem Leben und meiner Auffassung von dem, was den Menschen, also mich, ausmacht.

Wie beantwortet der größte deutsche Philosoph die Frage »Was ist Aufklärung?«: »Aufklärung ist der Ausgang des Menschen aus seiner selbstverschuldeten Unmündigkeit. Unmündigkeit ist das Unvermögen, sich seines Verstandes ohne Anleitung eines anderen zu bedienen … Sapere aude! (Wage es, verständig zu sein – M. J.). Habe Mut, dich deines eigenen Verstandes zu bedienen! Ist also der Wahlspruch der Aufklärung.« So Kant im Jahr 1784, fünf Jahre vor der Französischen Revolution. In seiner »Kritik der Urteilskraft« findet Kant eine Aussage, die uns in jeder Suchtsituation als Leitmaxime dienen kann: »Das Ausfüllen der Zeit durch planmäßig fortschreitende Beschäftigungen, die einen großen beabsichtigten Zweck zur Folge haben, ist das einzige sichere Mittel, seines Lebens froh und dabei doch auch lebenssatt zu werden.«

Es geht also beim Selbstverlust in der Sucht um die Lösung der je eigenen Sinnfrage. Vor Jahren habe ich für mein Buch »Seele – Sucht – Sehnsucht. Wege zur Klarheit« den bekannten Suchttherapeuten und Psychoanalytiker Heinz-Peter Röhr nach der Sucht als Sinnkrankheit gefragt. Der Autor scharfsinniger Ratgeber und Märchendeutungen arbeitete damals an einer der größten deutschen Suchtkliniken in Bad Fredeburg im Sauerland. Er erläuterte mir: »In der Therapie geht es immer darum, die Hintergründe der Sucht tiefer zu verstehen. Am besten stellt man sich vor, dass Symptome Ausdruck der Seele sind, Hinweise dafür, dass etwas nicht stimmt. Symptome sind eigentlich Hilferufe der Seele. Die Seele will helfen!«

Die Sucht ist also nicht einfach eine Panne und überflüssig, sondern ein Wecksignal, den Schlaf der Vernunft zu beenden. Unterzieht sich der Süchtige der Entgiftung, kommt er in einem zweiten Schritt zur Krankheitseinsicht, zu ihrer

Botschaft. Er verlässt den Schlafwagen seiner Verdrängungen. Röhr: »Sucht ist immer auch eine Sinnkrankheit. Wenn man das Symptom ernst nimmt und jemanden beobachtet, der suchtkrank ist, der sich vierundzwanzig Stunden nur noch um sein Suchtmittel dreht, dann ist leicht zu erkennen, dass sein Leben völlig sinnlos geworden ist. Es bleibt ihm nur noch übrig, sich weitere Suchtmittel zu beschaffen und sich diese einzuverleiben. Im Umkehrschluss muss man sagen: ›Wenn die Seele ein solches Symptom so deutlich macht und vermittelt, dass das Leben völlig sinnlos geworden ist, dann ist es erforderlich, dass so etwas wie ein Neubeginn forciert werden muss.‹«

Hier spielt, wie bereits ausgeführt, in der Suchttherapie die »Hilfe durch Nichthilfe« eine entscheidende Rolle, betont Röhr: »Indem der Suchtkranke förmlich allein gelassen wird, entwickelt sich diese existenzielle Angst, die er braucht, um in eine Behandlung zu gehen. Da ist manchmal Hilfe, die verwehrt wird, die eigentliche Hilfe.«

Auf die Dauer abstinent zu bleiben, wird für den Süchtigen, der ein Leben lang mit seinem dunklen Drang konfrontiert ist, in dem Maße real, als er sich sozial engagiert und in der Selbsthilfegruppe mitarbeitet. Röhr spricht von einer fudamentalen Erfahrung:

»Die Zuneigung innerhalb dieser Gruppen ist einzigartig. Hier kann vieles vom dem ausgeglichen werden, was sonst im Leben schmerzlich vermisst wurde. Häufig ist die Beziehung zu den Eltern gestört, und die Gruppe bietet so etwas wie eine Ersatzmutterschaft oder Ersatzvaterschaft. Sie ist ein Ort, an dem sich ein Mensch entwickeln kann. Die Gruppenbedürfnisse nach Kontakt, Zuwendung, Austausch und Problembearbeitung. Betroffene lernen, offen über sich selbst zu reden, und erwerben ein neues Selbstwertgefühl. Sucht ist eine Beziehungskrankheit, die den Suchtkranken immer weiter isoliert. Die Selbsthilfegruppe hilft beim Aufbau stabiler Beziehungen.«

»Gibt es einen besonderen Satz, den Sie den Gästen Ihres Hauses am Ende mitgeben?«, habe ich den weisen Therapeuten Heinz-Peter Röhr gefragt. Er antwortete: »Am liebsten den Satz: ›Du bist nicht fertig‹. Ein Suchtkranker, der seine Krankheit tiefer verstanden hat, findet ein lebenslängliches Betätigungsfeld, nämlich sich selbst. Die Weiterentwicklung der Liebesfähigkeit, sich als Mensch in Zielen und Beziehungen weiterzuentwickeln, das macht Sinn. Damit werden wir alle, und da schließe ich mich selber ein, nie fertig.«

Letztlich geht es für den Alkoholkranken wie seine Co-Abhängige um die Frage nach dem Glück. Glücklich leben heißt, mich in mich selbst zentrieren, nicht länger auf die Stimmen der Eltern, Lehrer, Chefs, der Bekannten, der Amtskirchen und Werbung zu hören. All diese Ratschläge übertönen mit ihrem Lärm das, was in mir selbst flüstert. Das Glück zu wagen bedeutet, nicht länger taub zu sein, bedeutet, mit dem Philosophen Sokrates, meinem *daimonion,* meiner göttlichen eigenen Stimme, zu folgen.

Welches Glück, mein Leben, meinen Sinn des Lebens zu entdecken. Das ist zweifellos ein anspruchsvoller Weg. Nicht nur für den Süchtigen und sein Gespons. Antoine de Saint-Exupéry beschwört es in seinem Buch »Flug nach Arras«: »Leben heißt langsam geboren werden. Es wäre allzu bequem, wenn man sich fix und fertige Seelen besorgen könnte.«

Die Wiedergeburt: Trocken und Nüchtern

Wenn Du einem geretteten Trinker begegnest, dann begegnest Du einem Helden. Es lauert in ihm schlafend der Todfeind. Er bleibt behaftet mit seiner Schwäche und setzt seinen Weg fort durch eine Welt der Trinkunsitten, in einer Umgebung, die ihn nicht versteht, in einer Gesellschaft, die sich berechtigt hält, in jämmerlicher Unwissenheit auf ihn herabzuschauen auf einen Menschen zweiter Klasse, weil er es wagt, gegen den Alkoholstrom zu schwimmen. Du sollst wissen: Er ist ein Mensch erster Klasse!

Friedrich von Bodelschwingh
(1881 – 1910)
Gründer der nach ihm benannten Anstalten in Bethel

Wenn ein Alkoholkranker trocken wird, ist das eine gewaltige Leistung, dass er »nüchtern« wird, eine noch größere. Das wurde mir deutlich, als Bernd (Name geändert), ein 51-jähriger süddeutscher Bauunternehmer zur Nachbearbeitung meine Praxis betrat. Er war von der körperlichen Statur her ein Bär, ein Arbeitstier dazu und ein Saufhaus. Gewesen. Er hatte, wie er mir freimütig berichtete (»Ich heiße Bernd und bin Alkoholiker«), am frühen Morgen, am Mittag auf einer der Baustellen und den langen Abend zu Hause getrunken. Ohne Unterlass. Auf dem Höhepunkt seines beruflichen Erfolges machte er mit über vierzig Mitarbeitern Millionenumsätze, konnte sich eine Sammlung von teuren Oldtimern und eine Herrschaftsvilla leisten. Seine drei Kinder ließ er studieren. Seine sparsame Ehefrau verwöhnte er, fast gegen ihren Willen, mit Pelzmänteln, Schmuck und exklusiven Urlauben in der Karibik.

Das Ganze hatte jedoch einen Haken. Bernd: »Ich verlor in meiner alkoholischen Konfusion den Überblick über die Finanzen. Ich überschuldete mich mit hohen Krediten, um eine Immobilie zu bauen. Ich nahm nicht wahr, dass mein Geschäftsführer mich betrog. Ich ignorierte, dass meine Konten mehrfach in das Soll gerieten und ich neue Kredite aufnehmen musste, diesmal, um die Löhne auszuzahlen. Meine Frau kritisierte immer schärfer meine Sorglosigkeit und mein Wegschauen. Die Beziehung zwischen uns verschlechterte sich rapide. Wir hatten nach fast zehnjähriger Krisenzeit am Ende keine Sexualität und keine Zärtlichkeit mehr. Meine zwei Söhne und meine Tochter verachteten mich. Außer dem Drang zur Flasche hatte ich keine Bedürfnisse und keine Interessen mehr. Fast jeden Abend landete ich betrunken im Bett.«

Als der Steuerberater Bernds Frau Beate (Name geändert) eröffnete, dass bei den wachsenden Defiziten des Unternehmens die Insolvenz drohe, verlor sie ihre bisherige Geduld und das fruchtlose Mantra ihrer scharfzüngigen Mahnungen. Beate stellte Bernd vor die Alternative: »Entweder du gehst auf Entzug, oder ich verlasse dich.« Bernd schämte sich vor dem Offenbarungseid seiner Alkoholsucht und damit, wie er fürchtete, in der Öffentlichkeit sein Gesicht zu verlieren. Denn er war in seinem Städtchen auch als langjähriger Kommunalpolitiker bekannt. Da legte ihm Beate ohne große Worte die Adresse einer weit entfernten Klinik in Norddeutschland auf den Schreibtisch. Gleichzeitig suchte sie vor seinen Augen in der Wochenendausgabe der Lokalzeitung nach einer Wohnung für sich. Sie redete nicht mehr mit ihm. Sie verschloss sich, besprach sich mit Freundinnen, studierte Ratgeber zum Alkoholismus und der Situation der betroffenen Angehörigen. Beate: »Das ist mir verdammt schwer gefallen. Ich liebte doch Bernd. Ich habe immer wieder gehofft, dass er auf mich und seine Kinder hört.«

Hilfe durch Nichthilfe also. Wofür gibt es in Deutschland so viele Entzugskliniken mit beachtlichen Erfolgen. Bernd erinnerte sich. Mit drastischen Worten berichtete er mir: »Mir wurde es kotzübel, in jeder Hinsicht. Meine Hände zitterten. Meine Konzentration ließ nach. Etwa ab zwölf Uhr mittags war ich nicht mehr arbeitsfähig. Ich hatte ständig Kopfweh. Mein Gesicht war aufgedunsen. Ich nahm um zehn Kilo zu. Das Treppensteigen machte mir Mühe. Meine Mitarbeiter schauten mich komisch an. Mein Buchhalter legte mir Forderungen der Banken vor, die ich nicht begleichen konnte. Ich vereinsamte. Meine Freunde mieden mich. Ich dachte an Selbstmord. Heute weiß ich, ich war depressiv. Als ich dann noch mit zwei Promille Alkohol im Blut auf einer Tankstelle, in der ich meinen Nachschub an Spirituosen organisierte, einen Wagen touchierte, die Polizei erschien, und ich meinen Führerschein verlor, war es aus mit mir. Ich kehrte mit dem Taxi zu meiner Frau zurück und sagte ihr: ›Du hast Recht. Ich habe ein Alkoholproblem. Jetzt gehe ich in die Klinik.‹«

Beate glaubte ihm nicht: »Das sagst du nur in deinem Schock. Morgen bist du wieder anderer Meinung. Das kenne ich doch von dir. Dann wirst du wieder sagen, dass du im Betrieb unentbehrlich bist.« Diesmal lag sie falsch. Bernd verschwand ein Vierteljahr in der Klinik. Das war ein Golgathaweg. Bernd: »Die erste Woche habe ich fast nur geheult. Ich brach völlig zusammen. Der Entzug machte meinem Körper zu schaffen, trotz lindernder Medikamente. Manchmal glaubte ich allen Ernstes, ich würde sterben. Am grausamsten für mich war die Inventur meines Lebens, die verpfuschten letzten zehn Jahre, meine Lügen, mein Versacken, die Gefährdung meiner Familie. Ob wohl mein Unternehmen noch zu retten war?«

Bernd blühte wieder auf: »Ich gesundete langsam körperlich. Ich nahm ab. Ich trieb Sport. Es gelang mir auch, die Suchtverschiebung auf Nikotin zu meiden. Diese Verschiebung erlebte ich bei vielen meiner Mitpatienten.

Die tiefen Gespräche mit meinem Psychologen, die Ermunterung durch die Gruppe, meine schriftlichen Aufzeichnungen und die Planung meiner nächsten privaten und beruflichen Schritte taten mir gut. Ich erlebte sozusagen das Dreigestirn von Glaube, Liebe und Hoffnung. Beate besuchte mich. Sie strahlte über mein frisches Aussehen und meinen Gesinnungswandel.« Frau und Kinder holten Bernd am Ende mit einem riesigen Strauß Rosen von der Klinik ab.

Ende gut, alles gut? Mitnichten. Bernd war zweifellos trocken – er rührte nie wieder auch nur einen Tropfen Alkohol an. Beate hatte ihre Co-Abhängigkeit verlassen. Aber »nüchtern« waren beide nicht. Was heißt das? Heinz-Peter Röhr beschreibt die zweite Phase der Neuorientierung so: »Die alte Beziehung ist tot. Sie ist gescheitert. Wir versuchen, Angehörigen und Betroffenen in Familienseminaren klar zu machen, dass sie diese alte Beziehung nicht fortsetzen können. Wenn sie zusammenbleiben wollen, müssen sie eine neue Beziehung beginnen.«

Während der vierteljährigen Abwesenheit von Bernd hatte sich die Beziehungskonstellation grundlegend gewandelt. Beate war über

Nacht in die Leitung des Bauunternehmens eingesprungen. Sie hatte täglich mit dem Buchhalter und Prokuristen zusammengearbeitet, mit der Bank gesprochen und Kreditverlängerungen erkämpft. Sie belegte die luxuriöse Villa mit einer hohen Hypothek, veräußerte zwei Eigentumswohnungen, beschaffte frisches Geld. Penibel überwachte sie die – bislang verschlampte – Einhaltung der Bauverträge. Es ging vorwärts. Beate wandelt sich, gleichsam wie die Trümmerfrauen in der Nachkriegszeit. Sie war nicht mehr nur die Ehefrau, sondern wurde selbstbewusst und handelnd. Das heißt aber auch, sie wurde für Bernd unbequem. Sie hielt ihn in der Geschäftsführung klein, entzog ihm die Kontrolle über die Finanzen. Sie fuhr ihn öfters barsch an. Sie verweigerte ihm auch jetzt noch weitgehend Sexualität. Im tiefsten Grund ihres Herzens vermochte sie Bernd noch nicht zu verzeihen, was er ihr angetan hatte. Beate später: »Nach den vielen Ängsten kochte jetzt die Wut in mir hoch – auch über die Eigentumsverluste und die demütigenden Gespräche mit den Banken.«

Das Machtverhältnis hatte sich gewandelt. Beate stand jetzt in der Hierarchie über Bernd.

Sie schoss aber auch über das Ziel hinaus. Bernd beklagte sich bei mir: »Sie benimmt sich wie eine Betreuerin für einen Straffälligen. Ich soll wohl bis an mein Lebensende büßen für meine Verbrechen. So geht das nicht. Ich gehe schließlich zu meiner AA-Gruppe, ich habe meine Frau und meine Kinder um Verzeihung gebeten. Ich bemühe mich, alles wieder gut zu machen. Aber Beate verweigert mir eine neue Beziehung auf Augenhöhe. Wie lange will sie mich noch bestrafen?«

Wir baten Beate zur Paartherapie. Sie willigte ein. In den ersten Sitzungen weinte sie viel. Das war wichtig. Es war die fällige Trauerarbeit. Auch ihre Wut musste heraus. Dann aber setzten die Mühen um eine neue Beziehung ein. Der Dramatiker Bert Brecht formulierte einmal: »Die Liebe ist eine Produktion.« Ja, sie ist eine anstrengende und lebenslange Arbeit. Das Paar handelte so genannte Liebesverträge aus. Diese betrafen die gleichberechtigte Zusammenarbeit in der Unternehmensführung, die gegenseitige Wertschätzung, die Wiederaufnahme der Erotik und der täglichen Zärtlichkeit in Worten und Gesten. Jetzt war auch Bernd unbequem. Er kämpfte, zu Recht, um die Achtung in der Beziehung. Beide wurden »nüchtern«, indem sie parallel die Schwächen ihrer früheren Beziehung, die Flucht in den Alkohol einerseits, die Co-Abhängigkeit andererseits, aber auch kindliche Verletzungen und falsche Lebensmuster Stück für Stück aufarbeiteten. Wie schwer und konfliktreich sich das, wie fast bei allen Nach-Alkohol-Beziehungen, erwies, gab die tapfere und grantige Beate einmal unfreiwillig preis, als ihr in der Paartherapie im breitesten Schwäbisch der Satz herausrutschte: »Manchmal wär's mir lieber, wenn du noch saufe tätscht!«

Bernd war dankbar für seinen Klinikaufenthalt. Hätte er ihn aus seiner eigenen Tasche bezahlen müssen, hätte das Zehntausende Euro gekostet. Diese Sozialleistung ist unter harten Kämpfen erstmalig von den fortschrittlichen Parteien der Weimarer Republik erkämpft und in der Grundsatzentscheidung des Bundessozialgerichts in Kassel erneut Gesetz geworden. Dadurch wurde Trunksucht zur Krankheit im Sinne der Reichsversicherungsordnung erklärt und die gesetzlichen Krankenversicherungen zur aufwändigen Finanzierung der Therapie gezwungen.

In der Schrift »Alkoholismus. Eine Krankheit« von Dr. Walther Lechler (emu-verlag, 2003) habe ich folgende Entdeckung gemacht: »So äußerte sich Dr. med. H. Slimm, ständiger medizinischer Mitarbeiter von ›Das Band zu Millionen‹, Zeitschrift des Verbandes der Privaten Krankenversicherungen e. V. Köln, in der November-Dezemberausgabe 1969 dieses Blattes zu der Frage: ›Halten Sie die Trunksucht für eine Krankheit?‹ wie folgt: ›Nein. Ich weiß aber, dass Psychiater und Juristen anders darüber denken. Wenn ein Mensch vorsätzlich säuft – ein Grund findet sich hinterher immer –, ist er nicht krank, sondern h a l t l o s, genauso wie ein Sexualverbrecher. Ich halte es für absurd, Trunksucht noch mit einer Versicherungsleistung, z. B. einem Tagegeld während der Entziehungskur im Krankenhaus, zu belohnen … Die Rückfallquote ist gerade bei Trinkern groß. Wir stehen vor einem Riesenkostenaufwand, wenn Trunksucht einfach der Krankheit gleichgesetzt wird.‹« Ein Jahr zuvor, am 21. 11. 1968, hatte das Bundessozialgericht Alkoholismus als Krankheit definiert.

Geben wir am Ende unserer Schmerz- und Heilungsreise Walther Lechler das Wort. In einem Vortrag bei der GGB-Tagung in der Stadthalle Lahnstein warnte er davor, das Suchtgeschehen auf Alkoholiker zu reduzieren und sich der eigenen Verantwortung zu entziehen: »Wir sind alle süchtig. Es können Bücher sein, es können Zeitschriften sein, es kann das Fernsehen sein, es kann die Kirche sein, es kann die Politik sein. Es gibt nichts auf dieser Welt, absolut nichts, was ich nicht heranziehen kann, die edelsten Dinge, die Kunst, was Sie wollen. Leibesertüchtigung, Sport, Philosophie, um damit zu flüchten, um damit zuzudecken, um mir den Blick vor der Wirklichkeit zu verstellen. Wo ich mir den Blick vor der Wirklichkeit verstelle, dahingehend auch nicht wirklichkeitsentsprechend handeln und leben kann, wo ich mich vor dem Leben absperre, dort bin ich krank, dort ist mein Bezug, mein Dialog mit dem Leben, meine Beziehung, meine Begegnung, krank, schief. Dort kann ich nie bekommen, was ich brauche, in dem Sinn von Liebe, Leben. Dort kann nie mein Hunger nach dem, was mir zusteht, gestillt werden. Kann nie mein Durst gestillt werden, den ich in mir spüre.«

Walther – so nannten wir den 2013 verstorbenen Arzt und Humanisten – machte uns allen Mut in seinem Vortrag: »Wir müssen nur lernen, wie wir unseren Hunger und Durst stillen können. Darauf kommt es an, und dann werden die Symptome verschwinden … Wenn wir satt sind, sind wir nicht mehr siech. Wenn wir satt sind und wenn wir diese neue Erfahrung gemacht haben, dann werden wir nicht im Geringsten daran denken, uns diese Wachheit, dieses neue Leben rauben zu lassen durch etwas, was uns wieder in einen schrecklichen kranken Schlaf versetzen kann.«

Solange wir eine Sucht beenden, zum Beispiel den zwanghaften Konsum von Alkohol, und dafür zum Kettenrauchen oder süchtigem Essen greifen, praktizieren wir bloße *Suchtverschiebung*. Wir sind, was die Erstsucht angeht, zwar trocken, aber insgesamt nicht nüchtern. Wir weichen uns und dem Leben weiterhin aus. So handelte mein Freund Hermann, der Schreiner, Zimmermann und Freund plattdeutscher Erzählungen. Er bezwang seine Alkoholkrankheit heldenhaft. Aber er trieb sein Kettenrauchen zum Exzess und starb vor Rentenantritt am Lungenkrebs. Ich vermisse dich, Hermann.

Warum haben Ilse und ich dieses Büchlein über Sucht und Selbstentfremdung geschrieben? Ihrem früheren Mann war die Wiedergeburt des Alkoholkranken nicht gegeben. Dabei war er so sensibel, liebenswert und voller kluger Ideen. Er könnte heute noch leben. Er würde sich an seinem Sohn und den vier Enkelkindern freuen.

Uns treibt jedoch eine unzerstörbare Hoffnung. Vielleicht lernst du, liebe Leserin, lieber Leser, wenn ein unaufgearbeitetes Leid dich drückt und deformiert, Verantwortung für dein *inneres Kind* zu übernehmen, deine Stärken wertzuschätzen und den Dreißigjährigen Krieg mit dir zu beenden. Vielleicht verlierst du auch deine Angst vor professioneller Hilfe durch Therapie, Klinik oder Selbsthilfegruppe. 1672 befand der französische Philosoph Jean Jacques Rousseau in seinem revolutionären Gesellschaftsvertrag (*Contrat social*): »Der Mensch ist frei geboren und überall liegt er in Ketten.« Das ist eine politische Warnung. Es ist aber auch eine private. Denn, schlimmer noch, wir legen uns auch selbst in Ketten. Für die Co-Abhängige wie den Alkoholkranken gilt daher die alles entscheidende Pflicht und Chance: »Sprenge deine Ketten.«

Wir sind uns selbst das größte Rätsel. Es zu lösen, ist schmerzhaft, spannend und befreiend.

Ein Verlag, ein Haus, eine Philosophie.

Millionen Bundesbürger kennen den kämpferischen Ganzheitsarzt Dr. Max Otto Bruker (1909–2001) aus dem Fernsehen, aus Vorträgen, durch den „Mundfunk" überzeugter Patienten. Vor allem lesen sie aber die rund 30 Bücher des schwäbischen Humanisten und Seelenarztes. Mit einer Gesamtauflage von mehreren Millionen Exemplaren ist Max Otto Bruker der wohl bedeutendste medizinische Erfolgsautor im deutschsprachigen Raum. Der – in der Nachfolge des Schweizer Reformarztes Bircher-Benner scherzhaft „Deutschlands Vollwertpapst" genannte – Massenaufklärer, langjährige Klinikchef und Ernährungsspezialist lehrt zwei fundamentale Erkenntnisse Patienten wie Gesunden: Der Mensch wird krank, weil er sich falsch ernährt. Der Mensch wird krank, weil er falsch lebt.

Hinter den Erfolgstiteln des emu-Verlages steht ein bedeutender Forscher und Arzt, eine Bewegung, ein Haus und tausende Schülerinnen und Schüler. 1994 wurde das „Dr.-Max-Otto-Bruker-Haus", das Zentrum für Gesundheit und ganzheitliche Lebensweise, auf der Lahnhöhe in Lahnstein bei Koblenz bezogen. Es stellt die äußere Krönung des Brukerschen Lebenswerkes dar: Der lichte Bau mit seinem Grasdach, den Sonnenkollektoren, seinen Seminarräumen, dem Foyer mit der Glaskuppel, 18 biologischen Gäste-Appartements, dem wunderschönen Brukergarten mit Kneippanlage, Raum der Stille, Naturwald und dem Lehrpfad sind als Treffpunkt für all jene konzipiert, denen körperliche und seelische Gesundheit, ökologische und spirituelle Harmonie Herzensbedürfnis und Sehnsucht sind.

Hinter dem eleganten Halbmondkorpus mit dem markanten Grasdach verbirgt sich eine Begegnungsstätte für Gesundheitsbewusste, Seminarteilnehmer, Trost-, Ruhe- und Anregungsbedürftige.

Feste Termine:

Jeden Montag, 19.00 Uhr: Gesprächskreis Lebenskrisen mit Hassan El Khomri, Psychologischer Psychotherapeut

Jeden Dienstag, 18.30 Uhr: Vortrag Dr. phil. Mathias Jung (Lebenshilfe und Philosophie)

Jeden Mittwoch, 10.30 Uhr: Fragestunde mit Dr. med. Jürgen Birmanns (Ärztlicher Rat aus ganzheitlicher Sicht)

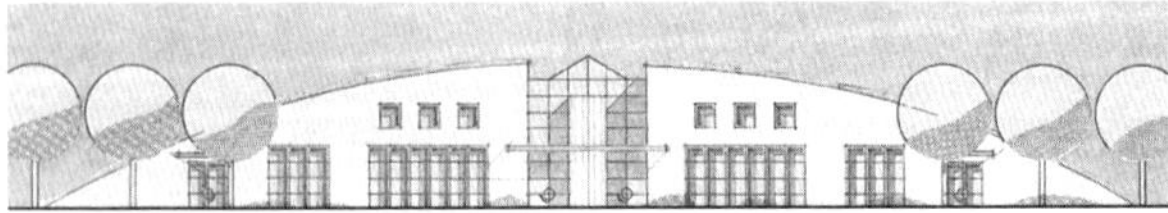

Das Dr.-Max-Otto-Bruker-Haus

Ausbildung Gesundheitsberater/in GGB
Lebensberatung/Frauen-, Männer- und Paargruppen

Die vitalstoffreiche Vollwertkost hat ihre Verbreitung, auch im klinischen Bereich, durch die unermüdliche Information und praktische Durchführung von Dr. M. O. Bruker gefunden. Um die Erkenntnisse gesunder Lebensführung und die durch falsche Ernährung provozierte Krankheitslawine ins öffentliche Bewusstsein zu rücken, bildet die von ihm 1978 gegründete „Gesellschaft für Gesundheitsberatung GGB e. V." ärztlich geprüfte Gesundheitsberaterinnen und Gesundheitsberater GGB aus. Über 5000 Frauen und Männer haben bislang die berufsbegleitende Ausbildung bestanden und wirken in Volkshochschulen, Bioläden, Lehrküchen, Krankenhäusern, ärztlichen Praxen, Krankenversicherungen und ähnlichen Bereichen.

Auf der Lahnhöhe erhalten Sie durch das GGB-Expertenteam nicht nur eine sorgfältige Grundlagenausbildung über die vitalstoffreiche Vollwerternährung und den Krankmacher der „entnatürlichten" (denaturierten) Zivilisationsernährung (raffinierter Fabrikzucker, Auszugsmehle, fabrikatorische Öle und Fette, tierisches Eiweiß usw.), sondern gewinnen auch Einblick in die leibseelischen Zusammenhänge der Krankheiten.

Praxisseminare/Kochkurse

Das Dr.-Max-Otto-Bruker-Haus verfügt über eine Lehrküche sowie einen großen Kräutergarten. Es werden zahlreiche vegetarische Koch- und Backkurse für eine moderne vitalstoffreiche Vollwertkost angeboten. Der Schwerpunkt liegt auf einer „alltagstauglichen", aber dennoch fantasievollen, gesunden Ernährung ohne Tiereiweiß.

Das Programm umfasst Einführungskurse in die vitalstoffreiche Vollwertkost, Brotbackkurse, Männerkochkurse, Weihnachtsbäckerei, einen Kurs „Kaltes Büfett" und seit 2011 auch Wildkräuterseminare (incl. Zubereitung von Wildkräutergerichten).

Anfragen zur Gesundheitsberater-Ausbildung und Praxis-Seminaren in der Lehrküche in Lahnstein, wie zu den Selbsterfahrungsgruppen, Lebensberatung, Paartherapie und Psychotherapie bei Dr. Mathias Jung und Psychologischer Psychotherapeut Hassan El Khomri, zu weiteren Tages- und Wochenendseminaren sowie Einzelberatung sind zu richten an die

Gesellschaft für Gesundheitsberatung GGB e.V.,
Dr.-Max-Otto-Bruker-Str. 3,
56112 Lahnstein
Tel.: 02621/917017, 917018, 917010, Fax: 02621/917033
E-Mail: seminare@ggb-lahnstein.de
Internet: www.ggb-lahnstein.de

Fordern Sie ebenfalls ein kostenloses Probe-Exemplar der Zeitschrift „Der Gesundheitsberater" an.

Von Dr. Jung sind im emu-Verlag bisher in der »roten reihe« erschienen:

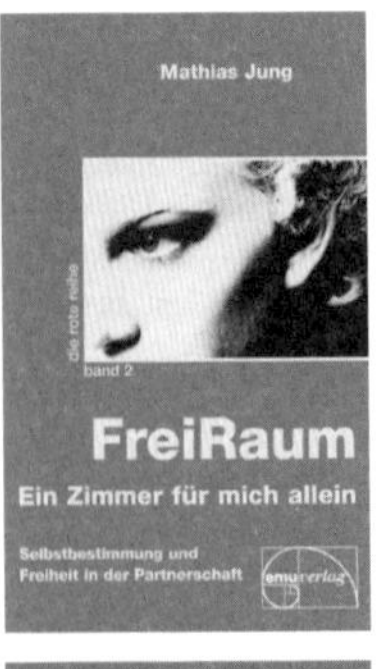

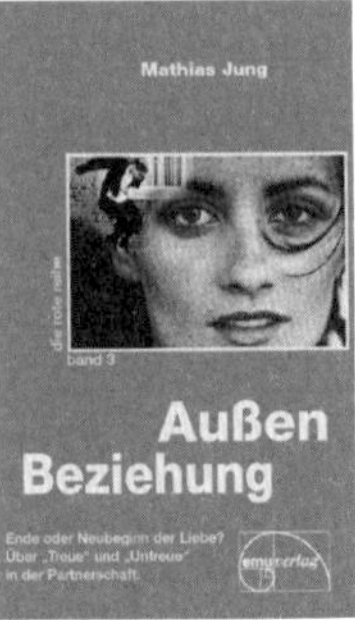

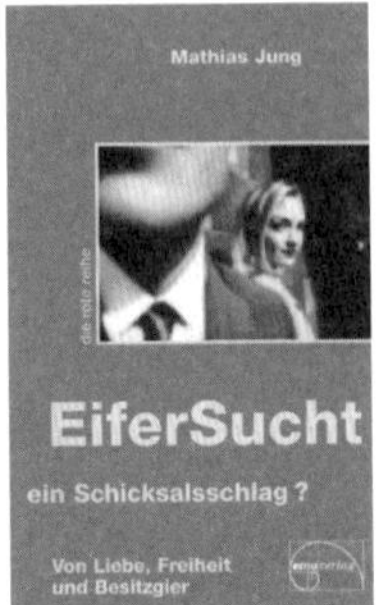

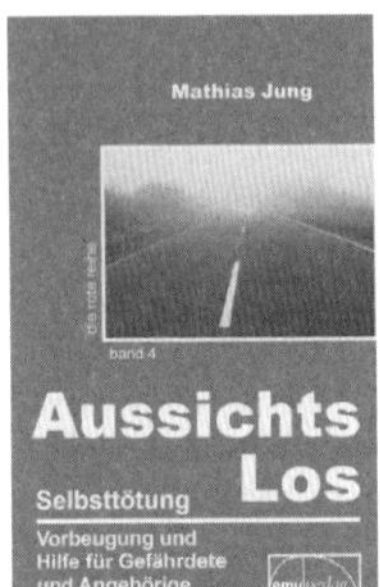

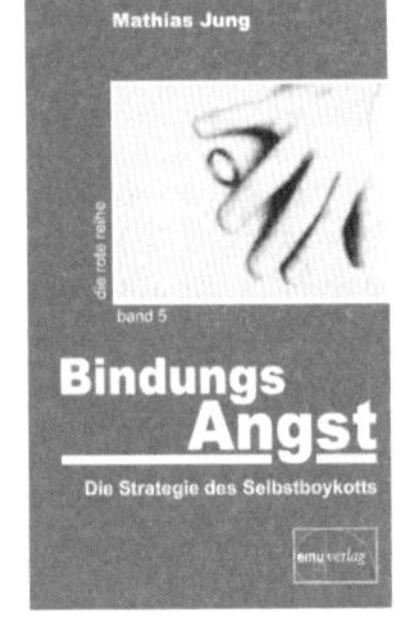

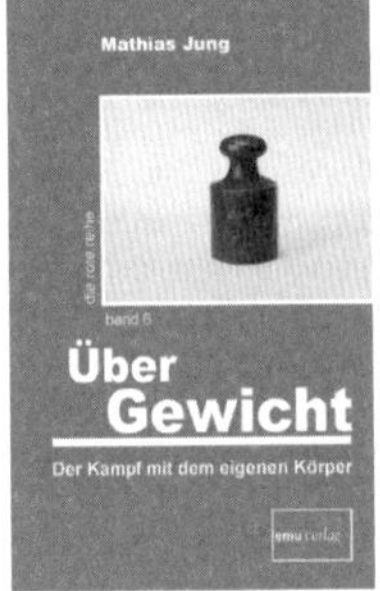

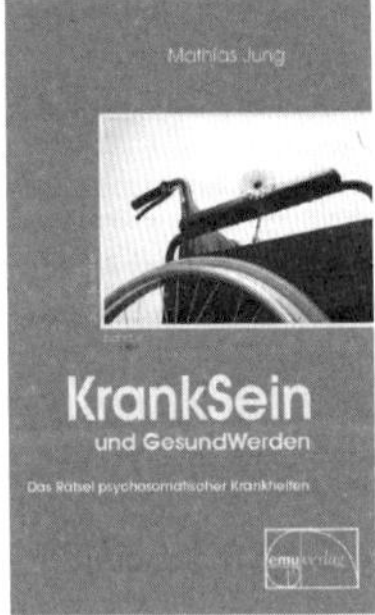

Weitere Bücher von Dr. Mathias Jung aus dem emu-Verlag:

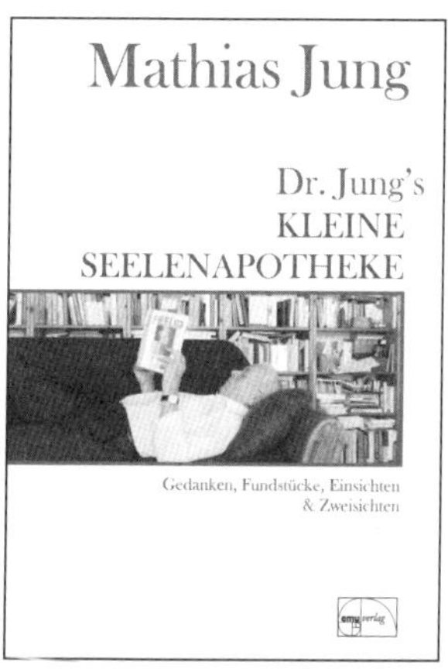

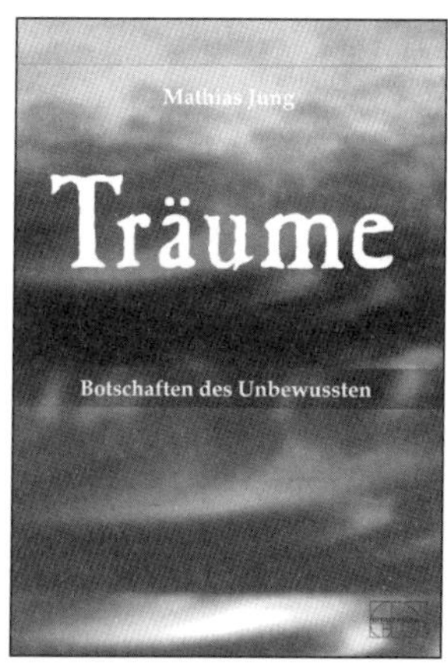

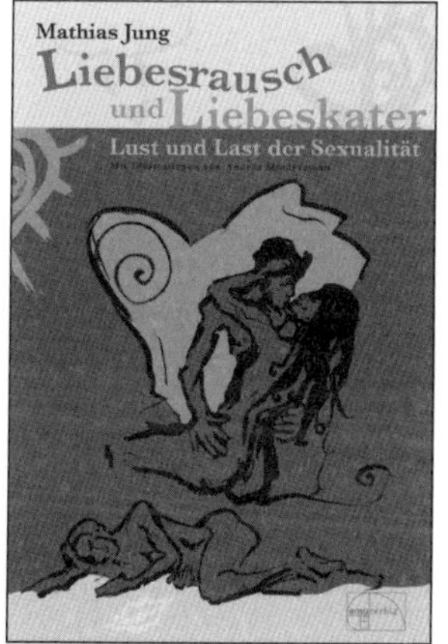

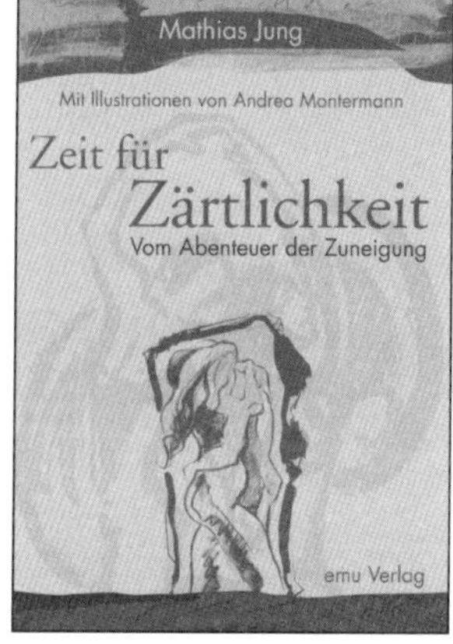